Inhalt

D1874693

Widmung

Dieser Leitfaden ist allen TeilnehmerInnen des Cairn Elen Steinheilkunde-Netzwerks gewidmet, als Dank und Anerkennung für ihre Arbeit, Forschung und ihren Beitrag zur Entwicklung der Steinheilkunde:

Bernhard Bruder, Wolfgang Dei, Erwin Engelhardt, Erik Fey, Rainer Fromm, Monika Grundmann, Klaus Hüser, Dieter Jakobi, Ulla Lietmeyer, Elke Lißner, Ingrid Melcher, Inge Moser, Andrea Müller, Gabriele Neugebauer, Ursula Pantze, Gudrun Peukert, Petra Pick, Rainer Strebel, Birgitta Zerluth und Michelle Zeuner-Mayer.

Es gibt nichts Schöneres als leuchtende Augen,
entzündet von einem funkelnden Stein,
einem strahlenden Stern oder
einem Moment tiefen Glücks.
Dies sind die wahren Juwelen
aus dem Schatz des Herzens,
die es täglich zu erringen
und täglich zu verschenken lohnt.

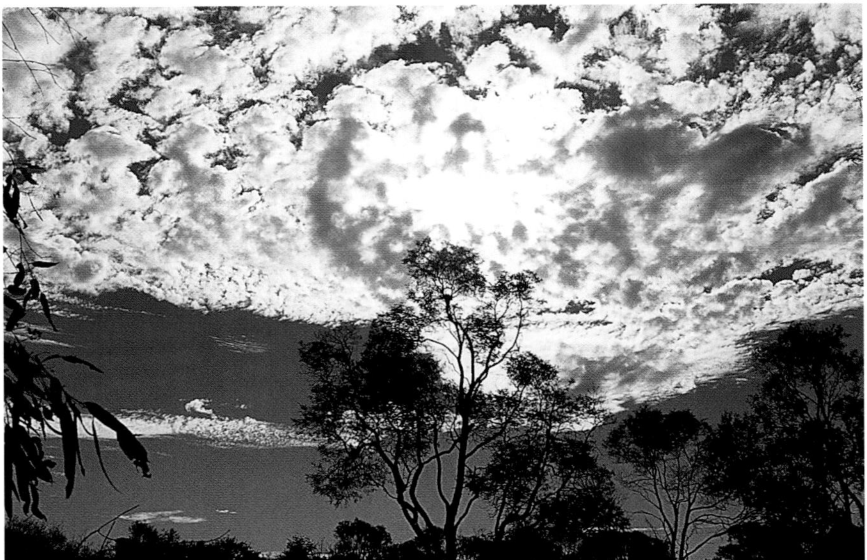

Einführung

Die Steinheilkunde ist ein junges Naturheilverfahren, das zum Ausklang des 20. Jahrhunderts nun plötzlich einen enormen Aufschwung nimmt. Doch ist die Steinheilkunde tatsächlich so jung? Archäologische Funde, altägyptische Papyri und Zeugnisse antiker Schriftsteller weisen darauf hin, daß das »Heilen mit Steinen« die Menschheit wohl schon seit ihren Anfängen begleitet. Von der Antike bis ins Mittelalter und die Renaissance zählte die Steinheilkunde zu den allseits bekannten Naturheilverfahren – dann verschwand sie plötzlich für fast zwei Jahrhunderte aus dem allgemeinen Bewußtsein.

- Doch wie kommt es, daß die Steinheilkunde mit einem Mal in Vergessenheit geriet?
- Wann wurde sie wiederentdeckt und worin begründet sich ihr derzeit kometenhafter Aufstieg?
- Was sagt die moderne Wissenschaft dazu und was verursacht eigentlich die Heilwirkungen von Steinen?
- Wie lassen sich Steine als Heilmittel verwenden? Was geschieht bei einer Edelsteinberatung, -behandlung oder -therapie?
- Wo findet man seriöse Informationen, Literatur, Veranstaltungen und Fortbildungen?

Diese Fragen werden im vorliegenden Leitfaden erörtert und geklärt. In Zusammenarbeit mit dem Steinheilkunde e.V. Stuttgart hat das Team der Cairn Elen Lebensschule die historische Entwicklung, das aktuelle Therapie- und Literaturangebot sowie die verschiedenen Anwendungsmethoden und -hintergründe der Steinheilkunde gesichtet und erläutert.

Dieser Leitfaden gibt daher einen aktuellen Überblick über den Stand eines interessanten, äußerst lebendigen und dynamischen Naturheilverfahrens, wie er nur von Insidern erstellt werden konnte. Er bietet erstmalig eine klare Orientierung im weiten Feld der Steinheilkunde und schreckt weder vor Lob, Kritik, noch humorvollen Anmerkungen zurück.

Wir hoffen, mit diesem Leitfaden einen Beitrag dazu zu leisten, daß die Kraft der Steine zur Heilung und ausschließlich zum Wohle aller Wesen verwendet wird. Denn mehr als die Methode entscheidet die Absicht, ob ein Stein in der Hand des Heilers zum Heilstein wird.

Das Team der Cairn Elen Lebensschule:
Petra Endres, Dagmar Fleck, Michael Gienger, Annette Jakobi, Francoise Schwab

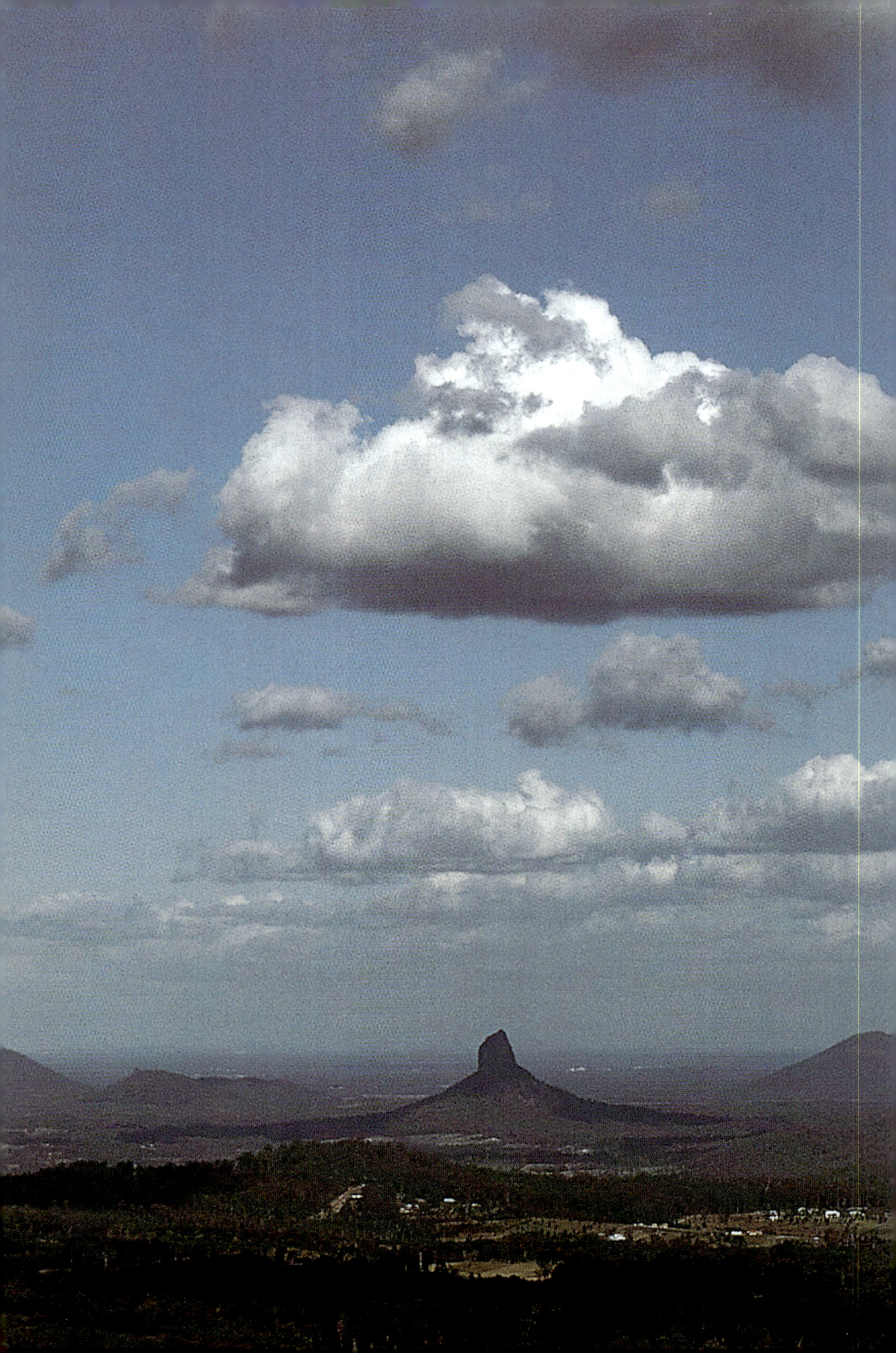

In alter Zeit – der Stein der Elen

In der Urzeit, als die Dinge noch keinen Namen hatten, wanderte Elen durch das Land der Träume. Sie erhob sich vom Ort der ewigen Ruhe, und in ihrem Herzen erwachte der Wunsch, das Traumland zu verlassen. Weit zog sie umher, und in ihrem Erwachen sang sie die Bilder ihres Traums in die Welt. Jedes Gewand, das sie umkreiste, nahm nun feste Gestalt an, und die Würze der Erde drang in ihren Atem. Auf ihrer Wanderung formte Elen Wege in das junge Antlitz der Erde, Sarn Elen, die alte Straße, die, verborgen unter Wald und Ackerfurche, noch immer zu sehen ist, wenn man des Sehens kundig ist. Sie wanderte ohne Unterlaß vom Abend bis zum Morgen und erst als die Sonne aufging, hielt Elen inne. Mit dem ersten Sonnenstrahl sah sie ihre Spuren in einem neuen Land wie Schritte im ersten Neuschnee des Winters.

Elen hatte das Traumland verlassen und zog nun staunend und schauend weiter in die neue Welt. Sie folgte ihrem Auge, alles in ihrer Seele bergend, was ihr begegnete, bis sie, als sie den letzten Winkel durchstreift hatte, im Herzen dieser Welt ihren Traum erkannte. An diesem Ort endete ihr Weg und hier stellte sie einen großen Stein auf, den Cairn Elen. In ihn ritzte sie den Pfad ein, den sie gekommen war, und die Namen aller Wesen, die ihr begegnet waren. Als sie erkannte, daß nichts ungenannt geblieben war, wandte sie sich ab und kehrte mit der untergehenden Sonne zurück in das Land der Träume.

Es heißt, aus dem Cairn Elen wurden in der Folge all jene Steine gehauen, die an den Kreuzungen der Wege die Richtung weisen, und in jedem dieser Steine sei zu erkennen, welcher Weg ins Herz der Welt oder zurück ins Land der Träume führt. Überall dort, wo Elen auf ihrer Fahrt inne hielt, sei ein solcher Stein zu finden, und jeder kleine Splitter aus dem Cairn Elen führe den Wanderer am Morgen ins Herz der Welt und am Abend zurück in das Land der Träume. Und manchmal in den kurzen Stunden zwischen Tag und Nacht sei Elen selbst auf dem Sarn Elen zu sehen und manchem Wanderer habe sie schon den Weg gewiesen.

Die vergessene Kraft der Steine

Spuren der Steinheilkunde von der Antike bis zur Moderne

Die ältesten Zeugnisse, die heute noch von der Heilkraft der Steine berichten, sind neben archäologischen Funden, deren Deutung meist sehr spekulativ bleibt, und den noch bestehenden Traditionen der Naturvölker[1] vor allem medizinische Werke aus Indien,[2] Chaldäa,[3] Mesopotamien, Ägypten,[4] dem antiken Griechenland[5] und Rom.[6] Allen ist der selbstverständliche Glaube an eine Heilkraft der Steine ebenso zu eigen wie das Eingebundensein aller Heilanwendungen in die jeweiligen kulturellen und religiösen Hintergründe.

So ist die Heilkraft der Steine in ihren Anfängen untrennbar mit der Astrologie verknüpft.[7] Steine wurden ebenso wie die Himmelskörper als Ausdruck göttlicher Prinzipien betrachtet, als »handhabbare Planeten« gewissermaßen, mit denen die zur Heilung erforderlichen göttlichen Kräfte herbeigerufen werden konnten. Da der Götterhimmel Indiens, Chaldäas, Mesopotamiens, Ägyptens und der griechisch-römischen Antike interessanterweise stets Gottheiten ähnlicher Natur beherbergte, wurden auch die Attribute der zugeordneten Edelsteine zunächst kaum verändert.[8]

Forscher wie Baron Dr. von Oefele[4] vermuteten reale Erfahrungen mit der Heilkraft von Steinen als Ursprung der antiken Edelsteinmedizin, durch fortwährendes Abschreiben und Umdeuten der Namen und Bezeichnungen[9] wurde der Sinn und Wahrheitsgehalt im Laufe der Jahrhunderte jedoch zunehmend entstellt. Dies zog sich bis ins Mittelalter hin, da auch die Autoren dieser Zeit stets aus antiken Quellen schöpften.[10] Nur mit Mühe können daher aus allen antiken und mittelalterlichen Schriften konkrete Hinweise zur Heilkraft der Steine ermittelt werden.

Eine Änderung trat erst im 12. Jahrhundert mit dem außergewöhnlichen Werk der Benediktinerábtissin Hildegard von Bingen ein. Hildegards medizinische Schriften »Physica«[11] und »Causae et curae«[12] unterscheiden sich sehr

1 Christian Rätsch, *Die Steine der Schamanen*, Diederichs Vlg., München 1997
2 J. Jolly, »Medizin«, in: *Grundriß der Indo-Arischen Philologie*, Straßburg 1901
3 A. Lehmann, *Aberglaube und Zauberei*, Stuttgart 1898
4 Dr. von Oefele, *Keilschriftmedizin*, Allgem. medizinische Centralzeitung 1899
5 Theophrast, Über Steine, in: *Fortschritte der Mineralogie...* VII, 1922 und Dioskurides, *Arzneimittellehre*, Berlin 1958
6 Plinius d.Ä., *Naturgeschichte*, Leipzig 1881/1882
7 Hermann Fühner, *Lithotherapie*, Vlg. S. Calvary & Co., Berlin 1902
8 Ruska, *Das Steinbuch des Aristoteles*, Carl Winter's, Heidelberg 1912
9 Hans Lüschen, *Die Namen der Steine*, Ott Verlag, Thun 1968
10 Marbodus v. Rennes, *De Lapidibus*, Franz Steiner Vlg., Wiesbaden 1997 und Konrad v. Megenberg, *Das Buch der Natur*, Stuttgart 1861
11 Hildegard von Bingen, *Naturkunde (Physica)*, Otto Müller Vlg., Salzburg 1959
12 Hildegard v. Bingen, *Heilkunde (Causae et Curae)*, O. Müller Vlg. Salzbg. 1959

von den Darstellungen ihrer Zeitgenossen und Vorgänger. Gerade auch das vierte Buch der Physica, das »Buch von den Steinen«, bietet erstmals wieder völlig neue Erkenntnisse zur Heilkraft der Edelsteine, welche selbst die heutige Steinheilkunde noch beeinflussen – aus diesem Grund wird Hildegard in diesem Leitfaden ein eigenes Kapitel gewidmet (siehe S. 10ff).

Doch im Mittelalter geriet Hildegard von Bingen sehr schnell wieder in Vergessenheit. Ihre Originalwerke und die wenigen vorhandenen Kopien verschwanden in den Klosterbibliotheken, wo vor allem die medizinischen Schriften über Jahrhunderte verschwunden blieben. Derweil setzte sich die Kette der antiken Überlieferungen fort, welche in der Renaissance schließlich noch einmal belebt wurden. Zu dieser Zeit fand auch die traditionelle Steinheilkunde ihren letzten literarischen Ausdruck.[13]

Mit der zum Ende des 17. Jahrhunderts einsetzenden Aufklärung begann jedoch ihr vorläufiger Niedergang. Für die traditionskritische, vernunftbetonte Aufklärung und die neuentstehenden Naturwissenschaften war die Heilkraft der Steine schlicht Aberglaube. Zwar mangelte es der Steinheilkunde nicht an Erfolgen, das Problem jedoch war, daß der Mechanismus ihrer Heilweise damals nicht wissenschaftlich erklärt werden konnte. Noch fehlte der Chemie und der mechanisch orientierten Physik jegliches Verständnis für Strahlungen oder energetische Felder. Die Steinheilkunde verschwand in den Geheimgesellschaften.

In der Folge finden sich nur noch wenige Überlieferungslinien in die Moderne. Über alchemistische Traditionen und die Anthroposophie blieb ein kleiner Teil des ursprünglichen Wissens bewahrt, alles andere mußte jedoch neu erforscht und erschlossen werden. Lediglich Märchen und Mythen bieten heute noch einen lebendigen Einblick in das alte Wissen – doch der Schlüssel zu ihren verborgenen Inhalten ist oft nicht leicht zu entdecken. Eine Möglichkeit, diesen Wissensschatz zu erschließen, bieten die »Kristall-Legenden« von Moyra Caldecott.

[13] Bernardus Caesius, *De mineralibus*, Florenz 1636

Hildegard von Bingen

Die Weisheit des Mittelalters

Hildegard von Bingen war eine herausragende Persönlichkeit. Die im Jahr 1098 in Bermersheim bei Alzey geborene Äbtissin und Mystikerin schuf vor über 800 Jahren ein theologisches und heilkundliches Gesamtwerk, das bis heute einzigartig geblieben ist. Dabei waren vor allem die heilkundlichen Schriften ihrer Zeit weit voraus. Ihr methodischer Ansatz könnte der modernen Ganzheitsmedizin entstammen, welche den Menschen als Einheit von Körper, Seele und Geist betrachtet. Schon nach Hildegards Überzeugung ist jeder Mensch ein geistiges Wesen, welches mit Schöpferkräften begabt und beauftragt ist, seinen Teil an der Schöpfung zu leisten.

Die Grundursache aller Erkrankungen führt Hildegard daher auf das Abweichen von diesem »inneren Sinn«, dieser »Lebensaufgabe« zurück. Das ist für sie die Absonderung vom göttlichen Kern, der Sündenfall (»Sünde« geht auf das Wort »sondern« = »trennen« zurück), der nicht allein in ferner Vergangenheit im Garten Eden geschah, sondern sich immer dann vollzieht, wenn wir von unserer inneren Wahrheit abweichen. Diese »Fehltritte« stören nach Hildegards Ansicht die Harmonie der Seele und des Körpers. Die Folge sind unausgeglichene Temperamente und Körpersäfte als Nährboden für seelische und körperliche Leiden.

Heilung im Sinne Hildegards bedeutet daher nicht nur das Behandeln und Verschwinden von Krankheitssymptomen, sondern erfordert nach ihrer Überzeugung eine grundlegende Lebenskorrektur. Diese beginnt mit einem maßvollen, bewußten Leben und der Erforschung des eigenen Lebenssinns. Darauf aufbauend kann eine Harmonie zwischen Körper und Seele erreicht werden, indem man körperliche Symptome als den Ausdruck seelischer Probleme versteht und entsprechend behandelt. Schließlich runden eine gesunde Ernährung, regelmäßige Entgiftung und Ausleitung sowie die Stärkung der Abwehrkräfte das Hildegard'sche Gesundungsprogramm ab.

Einen hohen Stellenwert in der Medizin Hildegards besitzen die Edelsteine, welchen sie das vierte Buch der um 1150 verfaßten »Physica«[II] widmet. »Gott (...) ließ weder das Strahlen noch die Kräfte der Edelsteine vergehen, denn er wollte, daß sie auf Erden geschätzt und gepriesen würden und als Heilmittel dienen«, so schreibt Hildegard in der Einführung zum »Buch von den Steinen«, das nicht nur mit interessanten heilkundlichen, sondern auch ernstzunehmenden mineralogischen Erkenntnissen aufwartet.

Das mag sich verwegen anhören, nichtsdestotrotz ist es eine Tatsache. So bietet Hildegard von Bingen Beschreibungen von der Entstehung der Edelsteine, die sie »zu ihrer Zeit« eigentlich »gar nicht hätte haben dürfen«. Bereits im 12. Jahrhundert liefert sie symbolische, doch stets treffende

Darstellungen von geologischen Vorgängen, die sich jeglicher direkten Anschauung entziehen. Sie beschreibt z. B. magmatisch gebildete Steine als »der Sonnenglut entstammend«, wogegen durch Verwitterung gebildete Steine »ihren Ursprung in der Luft und dem Wasser« haben – und bei metamorphen Steinen erwähnt sie gar, daß »die Sonne (= Magma) das Gestein eines bereits bestehenden Berges mächtig zum Glühen bringt«. Bessere Bilder von magmatischen, sedimentären und metamorphen Vorgängen hätte Hildegard von Bingen in der mittelalterlichen Terminologie wohl kaum erschaffen können! – Und all das 600 Jahre vor der Entstehung der modernen Mineralogie!

Woher diese Erkenntnisse Hildegards stammen, entzieht sich unserer Beurteilung. Wir müssen dahingestellt sein lassen, ob es sich hierbei um Visionen oder das Ergebnis einer außergewöhnlichen Einfühlungsgabe handelt – nur eines steht fest: Es handelt sich nur in Ausnahmefällen um ältere Überlieferungen, da literarische Vorbilder zumeist fehlen!

Von einer ähnlichen Genauigkeit sind Hildegards heilkundliche Erkenntnisse zur Wirkung der Edelsteine. Unabhängig von ihren Texten bestätigen die modernen Forschungen der Steinheilkunde (vgl. S. 16ff) ähnliche Eigenschaften der Heilsteine, wobei jedoch unbedingt die bereits erwähnte Namensentwicklung der Edelsteine zu berücksichtigen ist (vgl. S. 8ff).

Eine moderne Interpretation der Edelsteinmedizin Hildegards bietet Michael Gienger in seinem Buch »Die Heilsteine der Hildegard von Bingen«, in welchem auch der Wandel der Namen berücksichtigt wird. Darüberhinaus entschlüsselt Gienger in seinem neuen Werk »Die Edelsteinuhr der Hildegard von Bingen« die Zeitangaben Hildegards als optimale Anwendungsmomente, die unserer inneren Organuhr entsprechen. Damit wird die lange Zeit als mystisch und unverständlich bezeichnete Edelsteinmedizin Hildegards für jedermann zugänglich und anwendbar.

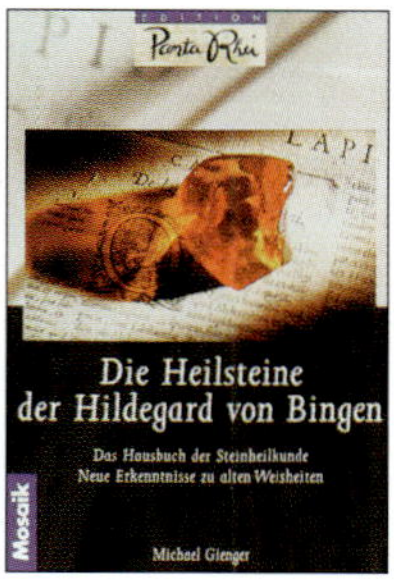

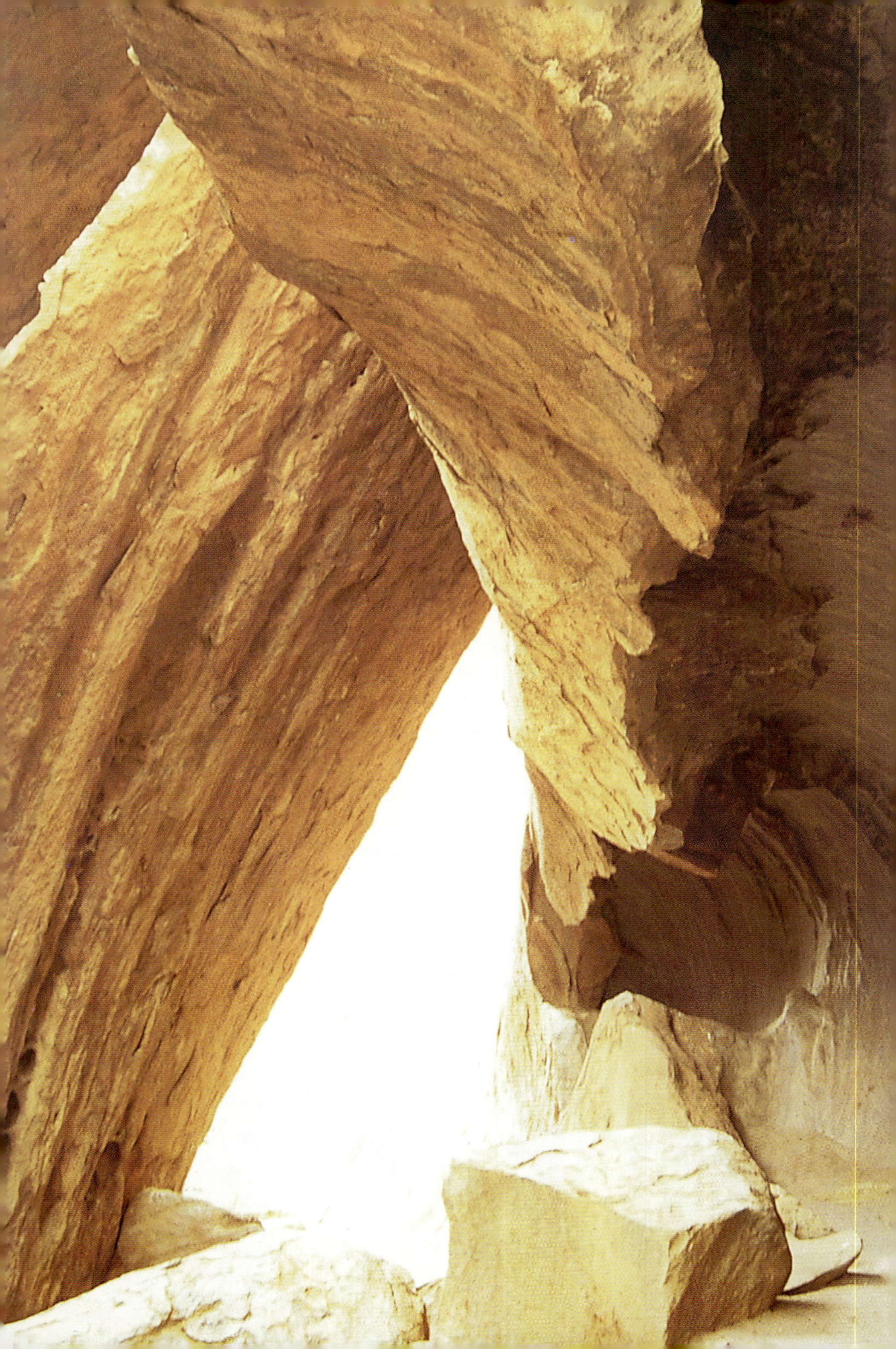

Die Erinnerung der Elen

Auch nachdem Elen ihre Wanderung in der Welt beendet hatte und ins Traumland zurückgekehrt war, begegneten ihr dennoch viele Wanderer auf dem Sarn Elen, der Alten Straße. Viele sahen sie in den Abendstunden bei den Steinen am Wegesrand stehen, und manch einer versicherte, sie habe ihm mit Rat und Tat den Weg gewiesen. Mitunter, so heißt es, sei sie sogar an mehreren Orten zur selben Zeit erschienen.

Es waren stets dieselben Orte und dieselben Steine, und man gewöhnte sich daran, an diesen Steinen die Hand zum Gruße zu heben, auch wenn Elen nicht selbst zu sehen war.

Eines Tages machte sich eine junge Frau zu einem solchen Stein, zum Cairn Elen auf, um einen Rat zu erbitten. Sie erreichte ihn bei Einbruch der Nacht, jedoch schien er verlassen. Müde lehnte sie sich an den Fels, und da sie lange gewandert war, fielen ihr die Augen zu. Da sah sie Elen auf der Alten Straße gehen, doch wanderte sie achtlos an ihr vorüber. Sie antwortete auf keinen Zuruf, und als die junge Frau ihr folgen wollte, hörte sie plötzlich eine Stimme hinter sich: »Folge nicht meiner Erinnerung, sondern finde deinen eigenen Weg!«

Darüber erschrak die junge Frau so sehr, daß sie erwachte. Am Cairn stehend war sie eingeschlafen. Nun war es dunkel und kalt, doch der Weg vor ihr schimmerte hell, als käme Licht aus der Erde. Von da an folgte sie diesem Leuchten, und es führte sie zu all jenen Orten und Menschen, wo sie Rat fand und selbst Ratschlag erteilen konnte.

Niemand kannte ihren Name,n und namenlos wandert sie noch immer auf dem Sarn Elen und eigenen Wegen. Doch ihr Rat ist es wert, gehört zu werden, sollte man selbst die Orientierung auf dem eigenen Wege suchen.

Das Wiedererwachen -

die Steinheilkunde am Ende des 20. Jahrhunderts

Das plötzliche und unverhoffte Wiedererwachen der Steinheilkunde nach fast zweihundertjährigem Dornröschenschlaf begann 1983. Damals publizierte Mellie Uyldert in den Niederlanden ihr Buch »Verborgen krachten der edelstenen«,[14] zu dem beinahe zeitgleich in England »Cosmic Crystals« von Ra Bonewitz[15] und in den USA »Crystal Healing« von Daya Sarai Chocron[16] erschienen. Diesem dreifachen Auftakt folgten schon nach zwei Jahren vier weitere Pionierarbeiten: In den USA 1985 zunächst Katrina Raphaells »Crystal Enlightenment«[17] und das sehr komplexe Werk von Gurudas, »Gem Elixirs and Vibrational Healing«,[18] welches die Verwendung von Edelstein-Essenzen beschreibt. Edelstein-Essenzen sind mit Bachblüten vergleichbar und werden durch das Einlegen von Steinen in Flüssigkeiten hergestellt. Auch hierfür gab es zeitgleich eine Parallele in den Niederlanden: Amandus Korse veröffentlichte ebenfalls 1985 sein »Handboekje van de Edelsteen-Remedies«.[19] Korse ist Inhaber der Firma Groene Toermalijn, die schon seit 1981 Edelstein-Essenzen produziert. Im selben Jahr erschien auch »Die Edelsteinmedizin der heiligen Hildegard« von Hertzka und Strehlow,[20] welche erstmals wieder an die mittelalterliche Tradition anknüpfte. Von 1985 an riß die Folge neuer Publikationen dann nicht mehr ab – die Zahl der Buchtitel stieg in wenigen Jahren von den genannten sieben auf mehr als 120 Titel an.

Im nächsten Jahrzehnt folgten weitere bemerkenswerte Arbeiten, wobei die Entwicklung in den USA mehr und mehr zu einer edelsteinunterstützten Psychotherapie tendierte, während in Europa eine körperbezogenere naturheilkundliche Richtung wuchs. Gegenseitige Einflüsse blieben natürlich nicht aus, allerdings flossen eindeutig mehr Information aus den USA nach Europa als umgekehrt. Wichtige Personen und Publikationen, die auch die deutsche Steinheilkunde nachhaltig prägten, sind Scott Cunningham,[21] Michael & Ginny Katz,[22] Jane Ann Dow[23] und schließlich Melody,[24] die inzwischen weltweit bekannteste Autorin und Edelsteintherapeutin.

[14] Uyldert, *Verborgene Kräfte der Edelsteine*, Hugendubel Verlag, München 1983
[15] Bonewitz, *Kosmos der Kristalle*, Kösel Verlag, München 1987
[16] Chocron, *Heilen mit Edelsteinen*, Hugendubel Verlag, München 1984
[17] Raphaell, *Wissende Kristalle*, Ansata Verlag, Interlaken 1986
[18] Gurudas, *Heilung durch die Schwingung der Edelstein-Elixiere*, Urania Verlag, Neuhausen 1989
[19] Korse, *Edelstein-Essenzen*, Groene Toermalijn, Hoogland 1993
[20] Hertzka/Strehlow, *Die Edelsteinmedizin der heiligen Hildegard*, Bauer Verlag, Freiburg 1985
[21] Cunningham, *Encyclopedia of Crystal*, Gem & Metal Magic, Llewellyn Pb., St. Paul 1988
[22] Katz, *Die Hüter der Edelsteine*, Aquamarin Verlag, Grafing 1990
[23] Dow, *Handbuch der Kristall- & Edelsteintherapie*, Ansata Vlg., Interlaken 1993
[24] Melody, *Das Handbuch der Edelsteine und Kristalle*, Droemer, München 1998

In Europa entwickelten sich in dieser Zeit verschiedene Richtungen: Während die Werke von Ursula Klinger-Raatz[25] sowie Antje & Helmut G. Hofmann[26] Ende der 80er Jahre noch ganz in der Tradition von Chocron, Uyldert und Raphaell standen, entwickelte Elke Lopes[27] Anfang der 90er Jahre aus der anfänglichen Anlehnung an Gurudas eine eigenständige, von der chinesischen Medizin inspirierte Therapie, die Esoterische Steinheilkunde. Ebenfalls eigenständig zeigte Anita Bind-Klinger[28] 1992 einen meditativen Zugang zum Körperbewußtsein und der Heilung mit Edelsteinen auf. Dieser sehr interessante Ansatz wurde jedoch unverdientermaßen wenig beachtet, da im selben Jahr in der Schweiz eine kleine Broschüre mit dem Titel »Die Kraft der Steine«[29] erschien, welche erstmals Informationen und Abbildungen zu Heilsteinen übersichtlich zusammenfaßte und alphabetisch auflistete. Deren Auflage ging in Kürze in die Hunderttausende und sorgte maßgeblich für die plötzlich explodierende Nachfrage nach Heilsteinen.

Bis zur Mitte der 90er Jahre blieb die Steinheilkunde sehr von esoterischem Gedankengut geprägt. Aura- und Chakraarbeit, Channeling und Reinkarnationstherapie waren jene Richtungen, die deutlich dominierten, während Verbindungen zu althergebrachten Naturheilverfahren wie der Homöopathie, der Kräuterheilkunde oder Akupunktur noch kaum vorhanden waren. Einen Überblick über die Philosophie und Betrachtungen der gesamten esoterisch orientierten Edelsteintherapie bietet Katrina Raphaell in »Botschaft der Kristalle« – ein Buch, das vor allem zum Verständnis vieler Autoren aus den USA (Cunningham, Melody) notwendig ist.

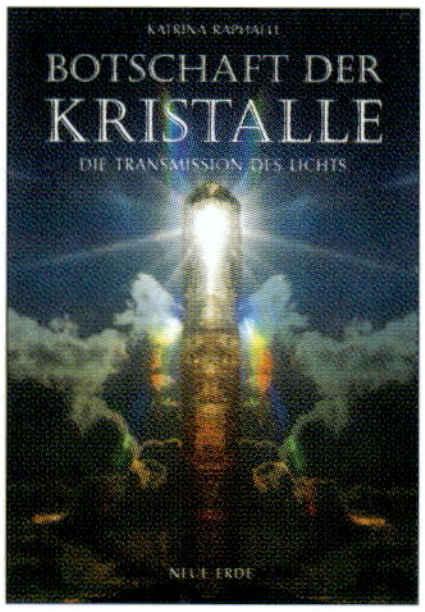

[24] Melody, *Das Handbuch der Edelsteine und Kristalle,* Droemer, München 1998
[25] Klinger-Raatz, *Die Geheimnisse edler Steine,* Windpferd Verlag, Aitrang 1986
[26] Hofmann, *Die Botschaft der Edelsteine,* Hugendubel Verlag, München 1988
[27] Lopes, *Esoterische Steinheilkunde,* Band 1 – 3, Siddharta, Ovelgönne 1989
[28] Bind-Klinger, *Heilung durch Harmonie,* Aquamarin Verlag, Grafing 1992
[29] Schaufelberger-Landherr, *Die Kraft der Steine,* Selbstverlag, Hünenberg 1992

Dem Geheimnis auf der Spur - das Forschungsprojekt Steinheilkunde

Während die esoterische Edelsteintherapie bereits ihren ersten großen Boom erlebte, begann in Stuttgart – bezeichnenderweise in der Steinstraße 7 – eine kleine Gruppe still und unbeobachtet ihre Arbeit. Auf Anregung von Michael Gienger trafen sich etwa 15 ForscherInnen einmal pro Monat, um an den Grundlagen einer rein empirischen Steinheilkunde zu arbeiten. Das Ziel der »Forschungsgruppe Steinheilkunde Stuttgart« war es, die Wirkungsweise von Steinen unabhängig von jeglichem esoterisch-philosophischem Überbau auf empirisch-wissenschaftlicher Grundlage zu erforschen.

Als »Vorlage« dienten die homöopathischen Arzneimittelprüfungen, in welchen bestimmte Mittel an freiwilligen Testpersonen erprobt werden. Durch die sorgfältige Dokumentation aller auftretenden Phänomene körperlicher, seelischer und geistiger Natur während des Tests kann so das Arzneimittelbild der geprüften Medikamente ermittelt werden. Dieser Ansatz wurde nun auf die Anwendung von Steinen übertragen. Alle Probanden trugen folgerichtig den jeweiligen Test-Stein über einen vereinbarten Zeitraum und dokumentierten – zunächst formlos, später mit Hilfe von Fragebögen – alle beobachteten Erscheinungen.

Die Ergebnisse waren teilweise verblüffend: In einem der ersten Tests mit dem Lapislazuli waren fast alle Teilnehmerinnen gegen Ende der vereinbarten Zeit in der Hoffnung oder Befürchtung – je nach dem – schwanger zu sein. Mit einem solchen Ergebnis hatte nun niemand gerechnet, auch kollektive Suggestion war ausgeschlossen, denn kein Buch hatte zu diesem Zeitpunkt über ähnliches berichtet. Allerdings stellte sich in der Folge heraus, daß niemand schwanger war – stattdessen zeigte sich, daß Lapislazuli bei längerem Tragen über Tag und Nacht den Hormonhaushalt beeinflussen und den Regelzyklus über sieben bis zehn Tage verlängern kann. Ein späterer Test an einer Stuttgarter Heilpraktikerschule erzielte ähnliche Ergebnisse.

Auch bei anderen Steinen ergaben sich in jedem Test auffällige Übereinstimmungen im Erleben der TeilnehmerInnen, wenn auch nicht immer so spektakulär wie beim Lapislazuli. Doch immerhin konnten auf diese Weise in den Jahren 1988 bis 1993 fast 30 Steine ausführlich und etliche mehr noch in Einzelversuchen getestet werden. Auf der Basis dieser empirisch-wissenschaftlich ermittelten »Heilsteine-Arzneimittelbilder« begründete sich in der Folge eine ganz neue Therapierichtung, die »Analytische Steinheilkunde«.

Die Analytische Steinheilkunde ermittelte anhand der o. g. Testergebnisse nun erstmals vier Grundprinzipien, die der Heilwirkung von Steinen zugrunde liegen. Ihren Erkenntnissen zufolge entsteht die Gesamtwirkung eines Steins aus speziellen Eigenschaften der Mineralfarbe, der im Stein enthaltenen Mineralstoffe, der Kristallstruktur eines Minerals und der Charakteristik seiner Entstehungsweise. Für jede dieser vier Eigenschaften finden sich Entsprechungen in der menschlichen Natur, so daß anhand dieser Prinzipien für einen bestimmten Menschen in einer bestimmten Situation bei einem bestimmten Problem oder einer bestimmten Krankheit genau der passende Heilstein ermittelt werden kann. Die Analytische Steinheilkunde ist damit ein sehr präzises Instrument zur Diagnose und Therapie mit Steinen. (Die vier genannten Prinzipien werden im folgenden Kapitel erläutert.)

Nach dreijähriger Schaffenspause der Forschungsgruppe, während der die gewonnenen Ergebnisse gesichtet und erstmals veröffentlicht wurden,[30] folgte 1996 eine weitere Arbeitsphase: Auf die Initiative von Walter von Holst, damals Vorsitzender des Steinheilkunde e.V. Stuttgart, entstand ein neues Forschungsprojekt Steinheilkunde, das inzwischen den gesamten deutschsprachigen Raum umfaßt und in dem derzeit mehr als 30 Forschungsgruppen mit über 150 Teilnehmern mitwirken.

Diesen Forschungsgruppen verdankt die Analytische Steinheilkunde ihre beständige Weiterentwicklung zu einem seriösen und ernstzunehmenden Naturheilverfahren. Das Bestreben, beobachtete Wirkungen zu überprüfen und durch breitangelegte Tests zu objektivieren, trägt maßgeblich dazu bei, daß skeptische Fachkreise sich zunehmend der Steinheilkunde öffnen. Von allen steinheilkundlichen Richtungen genießt die Analytische Steinheilkunde derzeit die beste Akzeptanz bei Ärzten und Heilpraktikern. Das liegt nicht zuletzt auch an der außergewöhnlichen Präzision dieser Therapierichtung, die sich insbesondere in der jüngsten Publikation von Michael Gienger, der »Heilsteine Hausapotheke« nachlesen läßt.

[30] Gienger, *Die Steinheilkunde*, Neue Erde Verlag, Saarbrücken 1995

Die vier Prinzipien der Analytischen Steinheilkunde

Die Auswertung der Testergebnisse des Forschungsprojekts Steinheilkunde ergab nicht nur präzise »Arzneimittelbilder«, sondern brachte auch zugrundeliegende Prinzipien ans Licht, welche die Heilwirkung eines Steins bestimmen. Vier eigenständige Prinzipien haben hier einen wesentlichen Anteil:

Die Farbe

Das erste Augenmerk – wie könnte es anders sein – richtete sich auf das Phänomen der Farbe. Als wahrhaft offensichtliche Eigenschaft der Mineralien und Edelsteine lag es nahe, eine Verbindung der beobachteten Heilwirkungen zur jeweiligen Farbe des Steins zu suchen. Und diese Verbindung war ebenso leicht zu finden. So fiel sehr schnell schon auf, daß der »warme« oder »kühle« Charakter bestimmter Farben sich tatsächlich auch in »wärmenden« oder »kühlenden« Wirkungen des betreffenden Steins äußert. Warme Farben wie Rot, Orange und Gelb wirken anregend, belebend, Blutdruck steigernd und Fieber treibend, kalte Farben wie Grün, Blau und Violett dagegen beruhigend, entspannend, Blutdruck und Fieber senkend.

Doch nicht nur das, auch die Stimulation bestimmter Organe und Systeme durch Mineralien bestimmter Farben konnte beobachtet werden: Rot stimulierte Blut und Herz, Orange den Kreislauf, Gelb die Verdauung, Grün Leber & Galle, Blau den Wasserhaushalt und Violett Lunge, Dickdarm, Haut und Nerven. Von diesen Beobachtungen ausgehend, entwickelte sich ein sehr umfangreiches Wirkungsspektrum jeder einzelnen Farbe – doch es stellten sich auch Ausnahmen ein:

Wieder begann es mit dem Lapislazuli. Trotz tiefblauer Farbe wollte sich bei diesem Stein keine Beruhigung einstellen, im Gegenteil, Lapislazuli zu tragen machte mitunter sogar heftig aufbrausend. Dieser eher cholerische Charakter war besonders bei pyrithaltigem Lapislazuli zu beobachten, was schließlich das zweite Prinzip ans Licht brachte:

Die Mineralstoffe

Pyrit ist eine Eisen-Schwefel-Verbindung, besteht also aus zwei Elementen, denen von alters her schon ein »feuriger« Charakter nachgesagt wird. Damit wurde klar, daß auch die verschiedenen Stoffe im Stein einen eigenen Beitrag zu dessen Heilwirkung leisten. Der Wirkungsvergleich verschiedener Steine mit bestimmten Inhaltsstoffen brachte es dann an den Tag:

Mineralstoffe, die in unserem Organismus wichtige Funktionen innehaben, wie z. B. Eisen für das Blut, Calcium für die Knochen oder Magnesium für die Muskeln, fördern die Aufnahme und den Stoffwechsel dieser Stoffe und somit auch die damit verknüpften Vorgänge im Körper. Mineralstoffe, die jedoch giftig für unseren Organismus sind, wie Chrom (Entzündungen), Nickel (Allergien) oder Vanadium (degenerative Prozesse), regen dagegen die Entgiftung und Ausscheidung schädlicher Stoffe an und lindern so genau jene Symptome, die sie bei einer Vergiftung hervorrufen würden. Hier gilt also das bekannte Prinzip »Ähnliches heilt Ähnliches«.

Damit waren zwei wesentliche Prinzipien entdeckt, doch noch immer blieben Fragen offen: Zum einen gab es die Beobachtung, daß bestimmte Steine trotz bekannter Wirkung nur bei bestimmten Menschen helfen; zum anderen orientierten sich persönliche Vorlieben und Abneigungen oftmals weder an der Farbe noch an bestimmten Stoffen – stattdessen kam eine dritte Komponente ins Spiel:

Die Kristallstruktur

Es stellte sich heraus, daß die innere Ordnung eines Minerals, das sogenannte Kristallgitter mit bestimmten Ordnungssystemen, Verhaltensmustern und Charakterzügen des Menschen in Resonanz steht. Heilsteine können nur dann auf allen Ebenen wirksam werden, wenn hier eine gewisse Übereinstimmung existiert. Die Kristallstruktur bezieht sich also nicht auf ein bestimmtes Leiden, sondern auf den ganzen Menschen, wie er sich in seinem persönlichen Lebensstil offenbart. Dieses dritte Prinzip beantwortete die Frage, »bei wem« ein bestimmter Stein wirksam wird.

So entspricht das wohlgeordnete, nach dem Quadrat strukturierte Kristallgitter kubischer Mineralien einem ebenso wohlgeordneten bis starren Lebensstil, der in extremer Ausprägung nicht umsonst auch »kleinkariert« genannt wird oder unbelehrbare »Quadratschädel« hervorbringt. Umgekehrt entsprechen amorphe (= gestaltlose, unstrukturierte) Mineralien einem spontanen, flexiblen Lebensstil mit großem Hang zum Chaos.

Genau sieben verschiedene Kristallstrukturen kennt das Mineralreich, die amorphen Steine hinzugerechnet sind es acht verschiedene Möglichkeiten, denen ebenfalls acht Charaktertypen beim Menschen entsprechen. Dieses Prinzip hat sich inzwischen als eines der wichtigsten für die Analytische Steinheilkunde erwiesen, da es genau differenzieren hilft, welcher Stein zu welchem Menschen am besten paßt. Verschiedene verdauungsfördernde Steine wie z.B. gelber Fluorit (kubisch) oder Bernstein (amorph) lassen sich auf diese Weise treffsicherer anwenden, als wenn man blindlings auf bloßes Ausprobieren angewiesen wäre.

Doch damit nicht genug: Ein viertes Prinzip gesellte sich schließlich zu den dreien noch hinzu, welches die Wahl und Anwendung des richtigen Steins abrundet:

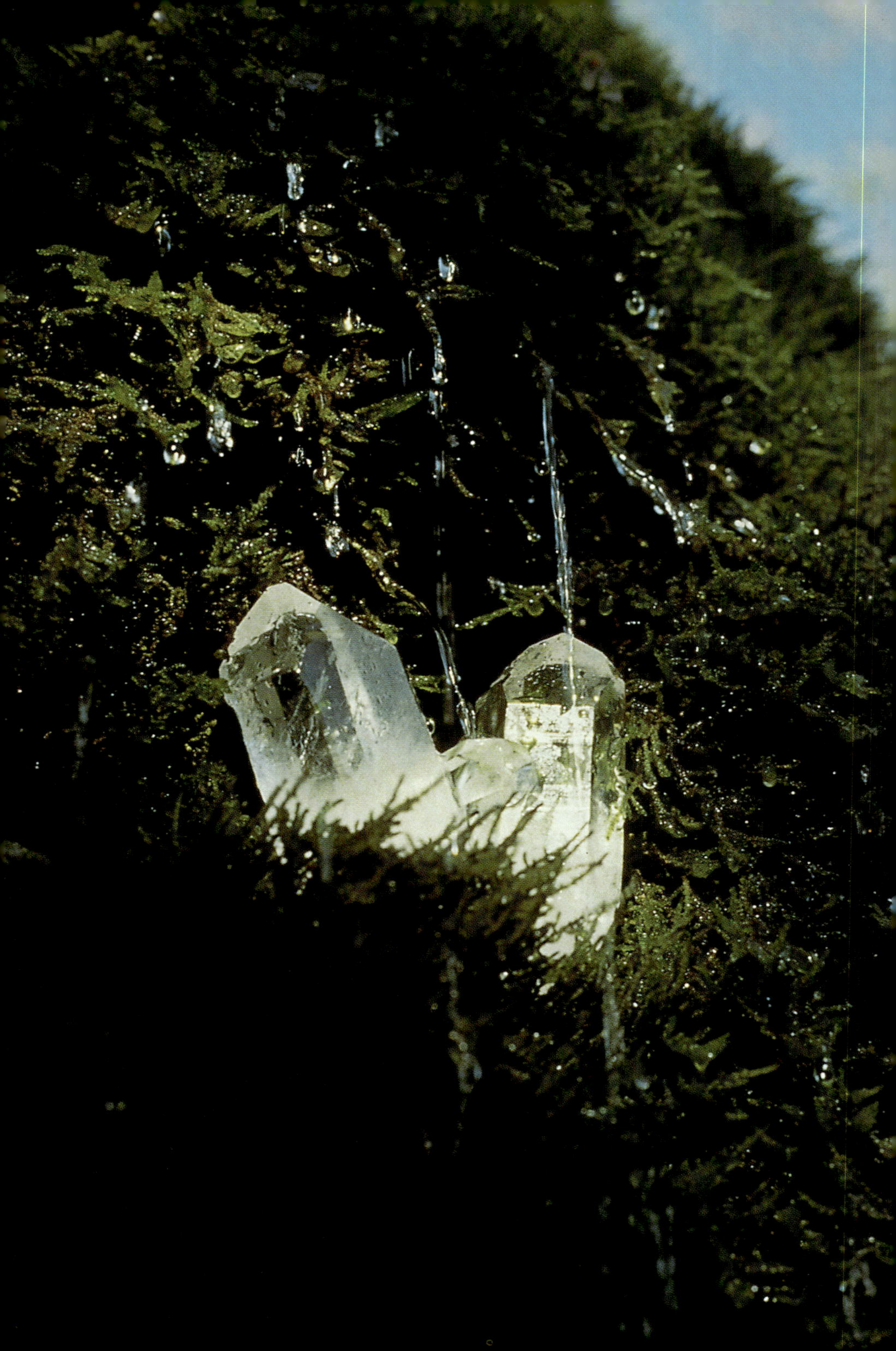

Die Entstehung des Steins

»Wie die Steine wachsen, so wirken sie!« ist ein Sprichwort, das inzwischen in der Steinheilkunde große Bedeutung hat. »Werdend sollt Ihr die Dinge betrachten«, mahnte schon Goethe, und vieles läßt sich tatsächlich nur verstehen, wenn man nicht nur das Endprodukt betrachtet, sondern die ganze Entwicklung verfolgt. So auch bei den Steinen:

Die anregende Wirkung des Chalcedons auf den Flüssigkeitshaushalt des Körpers erklärt sich z.B., wenn man weiß, daß Chalcedon aus wäßrigen Kieselsäurelösungen entsteht, die durch Spalten und Risse des Gesteins hindurchsickern, um sich in größeren Adern oder Hohlräumen zu sammeln. Dort bildet sich dann durch allmähliches »Eindicken« und Austrocknen der Kieselsäure der Chalcedon. Analog dazu mobilisiert Chalcedon die Gewebsflüssigkeit, die sich dann in der Lymphbahn sammelt und von dort zurück ins Blut fließt – er hilft also z.B. bei Wassereinlagerungen im Gewebe. Da er also die Lymphe anregt, erweist sich Chalcedon auch als immunstärkender Stein. Ein Stein ist also das vollkommene Abbild seiner Entstehung – das gilt für mineralogische Eigenschaften ebenso wie für heilkundliche Qualitäten.

Als grundlegende Bildungsprinzipien bei der Entstehung von Steinen gibt es nun drei wesentliche Prozesse: Steine und Gesteine können aus Magma, der flüssigen Gesteinsschmelze des Erdinneren entstehen; sie können durch Verwitterung und Ablagerung (Sedimentation) entstehen oder durch eine Metamorphose, eine »Gestaltwandlung« unter Druck und Hitze gebildet werden. Der letztere Vorgang kann bei der Einwirkung zu großer Hitze schließlich auch zur Schmelze führen, wodurch erneut Magma entsteht.

Auf diese Weise gliedert sich das Werden und Vergehen von Gesteinen und Mineralien in drei Phasen: Den Beginn, quasi die Geburt des festen Gesteins aus dem Magma heraus (magmatische Bildung), die fortwährende Veränderung durch Verwitterung und Ablagerung (sedimentäre Bildung) oder die Wandlung kurz vor der Schmelze (metamorphe Bildung). Auch Gesteine durchlaufen also einen Kreislauf mit Anfang, Entwicklung und Ende, der sich jedoch in Zeitdimensionen von Jahrmillionen vollzieht. Genau aus diesem Grund können wir bei Steinen jede einzelne dieser Phasen in Ruhe studieren und erleben. Denn je nach Bildungsweise regen Steine auch bei uns ganz bestimmte Entwicklungsschritte an:

Magmatisch gebildete Steine fördern uns in Startphasen des Lebens, sie helfen, Ideen zu verwirklichen und Anfangsschwierigkeiten zu überwinden. Durch Sedimentation gebildete Steine helfen dagegen, sich selbst oder begonnene Projekte weiterzuentwickeln. So wie sie selbst durch Umwelteinflüsse gebildet wurden, so helfen sie auch, in Auseinandersetzungen mit der Umwelt zu bestehen und daraus zu lernen. Metamorphe Steine ermöglichen schließlich, Begonnenes zu beenden, offene Zyklen zu schließen oder auch Verluste u.ä. zu verarbeiten. – Das richtige Bildungsprinzip zu beachten bedeutet daher für die Analytische Steinheilkunde, auf die aktuelle Lebenssituation einzugehen und jenen Stein zu wählen, der zum gegenwärtigen Zeitpunkt optimal paßt. Auf diese Weise lassen sich auch die geistigen Hintergründe von Krankheiten, Schwierigkeiten und Problemen besser erfassen und in eine Behandlung einbeziehen.

Dank dieser vier Grundprinzipen lassen sich die oftmals komplexen Heilwirkungen von Mineralien, Edelsteinen und Gesteinen sehr einfach erfassen, verstehen und anwenden. Im Grunde gibt jedes Prinzip die Antwort auf eine bestimmte Frage:

Farbe:	Wo und wie wirkt der Stein?
Mineralstoffe:	Was bewirkt der Stein?
Kristallstruktur:	Bei wem wirkt der Stein?
Entstehung:	Wann (in welcher Situation) wirkt der Stein?

Werden all diese Prinzipien bei einer Beratung oder Behandlung genau erarbeitet, so ergibt sich treffsicher ein bestimmter Stein für einen bestimmten Menschen in einer bestimmten Situation und bei einem bestimmten Leiden oder Problem. Die Analytische Steinheilkunde erfordert gründliches Recherchieren, belohnt dafür jedoch mit einer sicheren Wahl ohne Eventualitäten. Detaillierte Informationen hierzu bietet »Die Steinheilkunde« von Michael Gienger.

Doch nicht nur in der Anwendung spielen diese vier Prinzipien eine wichtige Rolle: Die Beziehung dieser vier mineralogischen Eigenschaften zu bestimmten Wirkungen beim Menschen wirft auch ein interessantes Licht auf den energetischen Wirkungsmechanismus der Steine, welchem das folgende Kapitel gewidmet ist.

[31] Gienger, *Die Steinheilkunde*, Neue Erde Verlag, Saarbrücken 1995

Ein Stein ist gefrorene Musik (Pythagoras) – oder: Die wissenschaftliche Begründung der Steinwirkungen

Wie kommt es nun, daß Kiesel und Klunker einen heilenden Einfluß auf uns haben, obwohl man sie nicht wie andere »Medikamente« innerlich zu sich nimmt, sondern nur äußerlich auflegt oder trägt. Die Antwort ist einfach: Steine strahlen! Sie geben meßbare Schwingungen im Bereich der Infrarot- und UV-Strahlung sowie des sichtbaren Lichts ab. ***Und obwohl die Ausstrahlung der Steine nur von geringer Intensität ist, hat sie aufgrund von Gleichmaß und Dauer große Wirkung!*** Stellen Sie sich zum Vergleich eine schwingende Gitarrensaite vor, die frei im Raum kaum zu hören ist, den Gitarrenkörper jedoch zum Klingen bringt. Analog dazu ruft die schwache Strahlung eines Steins mitunter starke Reaktionen im Organismus hervor.

Herkunft der Strahlung

Steine geben dabei – mit Ausnahme radioaktiver Mineralien – keine Energie aus eigener Quelle ab, sondern wandeln aufgenommenes Licht und Wärme in andere Strahlung um. Wie inzwischen auch wissenschaftlich bestätigt ist, senden unsere Zellkerne Lichtimpulse aus, mit deren Hilfe Zellen miteinander kommunizieren und Gewebe und Organe koordiniert werden.[32] Diese sogenannten »Biophotonen« werden offensichtlich durch die Strahlung von Steinen beeinflußt, wenn auch der genaue Mechanismus noch erforscht werden muß. Spontane Veränderungen an Hirnstrombildern beim Auflegen von Edelsteinen belegen auf jeden Fall, daß eine Einwirkung stattfindet.[33] Die wirkenden Frequenzen beruhen dabei interessanterweise wiederum auf den empirisch bestätigten Wirkungsprinzipien:

1. Die Grundlage bilden die spezifischen Frequenzen der enthaltenen Mineralstoffe. Jedes chemische Element strahlt bestimmte elektromagnetische Frequenzen ab, wenn es angeregt wird, die sich dann entsprechend der chemischen Zusammensetzung des Steins zu einem Gesamtspektrum ergänzen.

2. Auch die sichtbare Farbe eines Steins spielt hier natürlich eine Rolle, doch entsteht sie durch reflektiertes Licht und ist daher nicht identisch mit der o. g. »Eigenstrahlung«. Als Beispiel: Nicht jeder blaue Stein bringt genau dasselbe Spektrum umgewandelter energetischer Strahlung hervor (vgl. auch das vorangegangene Kapitel)!

[32] Bischof, *Biophotonen – Das Licht in unseren Zellen*, Zweitausendeins, Frankfurt 1995

[33] Referenz: Institut für kinesiologische Pädiatrie, Dr. Kühl, Reutlingen sowie Forschungen von Friedrich Pelz, Deutsch-Evern bei Lüneburg.

3. Als dritter Faktor wirkt die jeweilige Kristallstruktur, die räumliche Anordnung der Atome und Moleküle hier wie eine Antenne. Sie begrenzt die Wellenlängen der Strahlung entsprechend den Abständen und Winkeln der Atome und Moleküle im Kristallgitter. Auf diese Weise wirkt sie wie ein Filter, der bestimmte Frequenzen verstärkt und andere unterdrückt. Dieselbe chemische Zusammensetzung führt also bei verschiedenen Kristallstrukturen zu unterschiedlichen elektromagnetischen Strahlungen. Aufgrund dieses Antenneneffekts sind speziell die Kristallstrukturen in der Steinheilkunde auch von besonderer Bedeutung (vgl. S. 19).

4. Zuletzt spielt auch die Entstehung des Steins noch eine wichtige Rolle. Die Bedingungen bei der Bildung eines Steins bleiben als Information in ihm gespeichert. Diese Information ist jedoch nicht im stofflichen Bereich zu finden, sondern im ätherischen, im energetischen Körper des Steines. Durch radiästhetische (strahlenfühlige) Methoden wie Ruten- und Pendeltechniken sind diese Informationen bereits erfaßbar, wissenschaftlichen Messungen entziehen sie sich noch. Daß sie dennoch in der Steinheilkunde eine wichtige Rolle spielen, wurde bereits im vorangegangenen Kapitel ausgeführt.

Heilung durch Resonanz

Gelangt nun die elektromagnetische Strahlung eines Steins in Verbindung mit dem menschlichen Organismus, so beeinflußt sie den Energiefluß der Meridiane (der Energiebahnen des Körpers), die Tätigkeit der Chakren (der energetischen Körper und Zentren), die elektrische Reizleitung der Nerven, die Aktivität der Hormondrüsen (die auf elektromagnetische Reize reagieren) und den Stoffwechsel der Zellen, Gewebe und Organe, da auch der Stoffaustausch an den Zellmembranen elektromagnetisch stimuliert wird.[34] Sie betrifft prinzipiell also jeden Bereich, wird jedoch nur dort wirksam, wo sie auf ähnliche Frequenzen (z.B. dieselben Mineralstoffe) oder energetische Strukturen trifft, wie jene, von denen sie ausgeht. Man bezeichnet dieses Phänomen als »Resonanz« (lat. »resonare« = »widerhallen«). Es wird also dort in uns ein »Echo« hervorgerufen, wo ähnliche Stoffe, Teilchen oder Strukturen mit den eingestrahlten Frequenzen »mitschwingen« können. Indirekt werden so jedoch nicht nur körperliche, sondern auch die damit verbundenen seelischen, mentalen und geistigen Bereiche stimuliert.

Ähnliche Schwingungen und Rhythmen beeinflussen sich gegenseitig, wie der holländische Wissenschaftler Christian Huygens schon 1665 entdeckte. Er stellte fest, daß zwei nebeneinanderstehende oder -liegende Uhren innerhalb kürzester Zeit in vollkommener Übereinstimmung laufen.

[34] Gienger, *Lexikon der Heilsteine*, Im Osterholz Verlag., Ludwigsburg 1997, S. 104ff

Das Geheimnis heißt »Einpendeln«: Wenn die Quellen zweier ähnlicher Rhythmen, Schwingungen oder Frequenzen sich in unmittelbarer räumlicher Nähe zueinander befinden, pendeln sie sich immer aufeinander ein. Im Einklang zu schwingen verbraucht offenbar weniger Energie und wird als harmonischer erlebt, als einen gegenläufigen Takt zu halten. Da die Frequenz von Steinen nun sehr beständig, d.h. von Gleichmaß und Dauer ist, pendeln wir uns auf ihre Frequenzen ein, wenn wir sie am Körper tragen. Ein Stein ist also tatsächlich »gefrorene Musik«, wie Pythagoras sagte, und wir sind der Zuhörer seines beständig gleichbleibenden Liedes, wir lauschen ihm und spüren die Auswirkungen seiner »Musik«. Anders ausgedrückt: Da der Stein stur seinen Rhythmus beibehält, müssen wir uns anpassen – der Klügere gibt eben nach.

Die Heilwirkung entsteht dabei gerade durch die Beständigkeit und Gleichmäßigkeit des Steins. Chaotische, verwirrte Frequenzen in uns können durch das Einpendeln auf den Stein harmonisiert werden. Auch in uns selbst verbrauchen harmonisch aufeinander abgestimmte Schwingungen und Rhythmen weniger Energie als unregelmäßig durcheinandergebrachte. Und so wie ein ganzes Orchester von einem gleichbleibenden Flötenspiel dominiert werden kann, so kann sich auch die gesamte Sinfonie unseres Organismus auf den Klang eines Steines einpendeln.

Man sollte die Wirkung von Steinen daher nicht unterschätzen. Es empfiehlt sich, sie sorgfältig auszuwählen, denn ihre Wirkung wird nur dann zu einer Heil-Wirkung, wenn sie zu uns paßt – zu unseren geistigen Absichten und jenen seelischen, mentalen und körperlichen Bestrebungen, die wir zur Verwirklichung dieser Absicht anstrengen. Für die Steinheilkunde ist eine umfassende Kenntnis der verwendeten Edelsteine, Mineralien und Gesteine von großem Wert. Erst wenn man das Wesen eines Steins in seiner Entstehung, seiner Erscheinung und seiner Wirkung umfassend versteht, kann man sein gesamtes Potential heilkundlich zur Anwendung bringen. Ein solches umfassendes Verständnis bietet das »Lexikon der Heilsteine«, das jeden einzelnen Stein sorgfältig von allen Seiten beleuchtet.

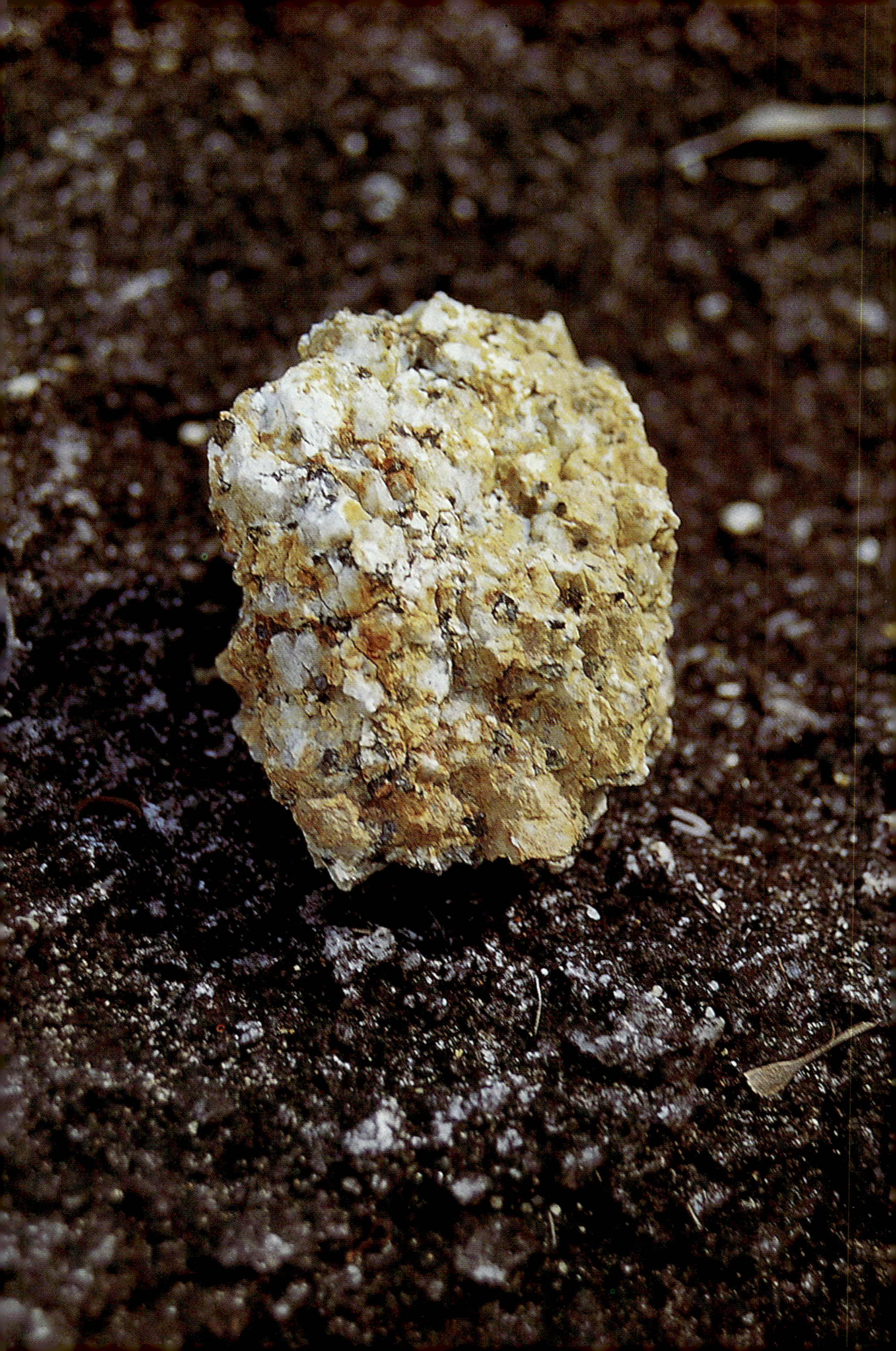

Die Wiederkehr der Elen

Lange, lange Zeit nachdem Elen zurückgekehrt war ins Land der Täume, erwachte sie durch einen stillen Ruf. Sie erhob sich und sah hinaus in die Welt, welche sie kaum wiedererkannte. Der Sarn Elen, der Weg, den sie gezogen war, war kaum noch zu sehen und nur wenige Menschen wandelten auf ihm. Viele neue Wege und Straßen kreuzten ihn nun, und sie sah die Menschen eilig darauf umherhasten, als würden sie gejagt. Es war laut geworden in der Welt, Stille war selten und nur noch an wenigen Inseln der Ruhe zu finden. Auch die Klarheit der Luft war verschwunden und der Himmel lastete wie eine graue Decke auf weiten Teilen der Welt. Ihr Stein, der Cairn Elen, war verschwunden, und sie erkannte in vielen, nicht mehr beachteten Steinen am Wegesrand, daß sie einstmals Teil ihres Cairns gewesen waren.

Dort fand sie auch den Ursprung des stillen Rufs: Sie sah einen Stein in der Hand eines Menschen, der ihn zu lesen versuchte. Dieses Bild berührte sie, und sie erkannte, daß es Zeit war, ein zweites Mal in der Welt zu wandeln. So begann sie in unerkannter Gestalt erneut auf den alten Pfaden zu ziehen, und mit jedem Schritt war der Sarn Elen, ihr alter Weg wieder deutlicher zu sehen. Er stieg empor unter Wald und Ackerfurche und immer mehr Menschen begannen, ihn von Neuem zu suchen. Wo immer Elen einen der Steine aus ihrem Cairn fand, begann sie, ihr altes Lied zu singen, und so geschah es, daß die Menschen plötzlich die verborgene Welt der Steine wiederzuentdecken vermochten.

Es heißt, Elen wandle noch immer in unerkannter Gestalt in der Welt, die alten Pfade zu beleben und die Steine zu erwecken, und ihre Begegnung erwecke den staunenden Blick des Kindes in jedem Mensch. Und in stillen Augenblicken könne man den Widerhall ihrer Lieder im Winde hören.

Der Steinheilkunde e.V.

Mitte der 90er Jahre erlebte die Steinheilkunde ihren zweiten Höhepunkt. Das Interesse an dieser »neuen« Heilweise nahm in rasantem Tempo zu, Buchtitel zum Thema erreichten sechsstellige Rekordauflagen, und allgemein war die Nachfrage nach steinheilkundlichen Therapien um ein Vielfaches größer als das Angebot. Das brachte jedoch auch Probleme mit sich: Zum einen wurde das Angebot an Beratungen und Therapien immer unübersichtlicher, die Verwirrung vieler Interessenten durch gegensätzliche Meinungen stieg – zum anderen wurden immer mehr Mineralien ohne jegliche Prüfung zu Heilsteinen erklärt, schlicht und allein des besseren Absatzes wegen.

Vor diesem Hintergrund wurde im Juni 1995 der gemeinnützige Steinheilkunde e.V. Stuttgart gegründet, dessen erste Geschäftsstelle witzigerweise genau sieben Jahre nach der Gründung der Stuttgarter Forschungsgruppe ebenfalls in der Steinstraße 7 eröffnet wurde. Ziel des Steinheilkunde e.V. ist es, die Forschung und Entwicklung einer seriösen Steinheilkunde zu fördern. Hinzu kommt der Verbraucherschutz, die Aufklärung über positive und negative Entwicklungen in der Steinheilkunde und beim Handel mit Heilsteinen sowie jegliche Form der Öffentlichkeitsarbeit.

Forschung

Neben dem bereits erwähnten Forschungsprojekt (vgl. S. 16ff), welches seit 1996 vom Steinheilkunde e.V. geleitet wird, zählen auch etliche Einzelprojekte von Vereinsmitgliedern zur beständigen Forschungstätigkeit des Vereins. Die Untersuchung radiästhetischer Anwendungsmöglichkeiten, die Entwicklung von Diagnose- und Therapiekonzepten, die praxisorientierte Ergänzung der Steinheilkunde mit der Astrologie, Homöopathie, Bachblüten-Therapie u. a. sowie wissenschaftliche Experimente zum Frequenzspektrum der Steine oder deren Einwirkung auf die Hirnströme des Menschen sind nur einige Stichpunkte der vielfältigen, derzeit aktuellen Forschungen. Als bislang einziger überregionaler Interessensverband der Steinheilkunde bietet der Verein genau das Forum für Kontakte und Austausch, welches nach der Ära einzelner Pioniere nun dringend notwendig ist.

Verbraucherschutz

Dieser seriösen Forschungstätigkeit des Vereins wird inzwischen auch von Medizinern zunehmend Vertrauen entgegengebracht. Dennoch ist die Steinheilkunde von einer allgemeinen Anerkennung noch weit entfernt. Grund dafür sind eine Vielzahl von Quacksalbern, die mit zweifelhaften Heilsversprechen mehr den eigenen Geldbeutel als tatsächliche Hilfe im Sinn haben. Dabei wird vor Pauschalangeboten zur Heilung von Krebs, AIDS und Mongolismus (!) ebensowenig zurückgeschreckt wie von der Offerte wundersamer Kristalle, die den Heilpraktiker oder Arzt völlig überflüssig machen, indem sie Diagnose und Therapie alleine durchführen. Außer dem Versand der Rechnung hat der »behandelnde« Heiler in diesem Falle nichts mehr zu tun. Kein Wunder also, daß das Nachrichtenmagazin »Der Spiegel« die Steinheilkunde vor diesem Hintergrund als »gefährlich« einstuft.

Um die Steinheilkunde nicht pauschalen Verurteilungen anheim fallen zu lassen, sieht sich der Steinheilkunde e.V. daher in der Pflicht, die eigene Therapierichtung kritisch zu beobachten und vor unseriösen Anbietern zu warnen. Dies gilt auch für den Heilsteine-Handel, in dem leider mit zweifelhaften Zertifikaten, frei erfundenen Mythen, Herkunftsangaben und überzogenen Heilsversprechen ebensowenig gegeizt wird wie mit gefärbten, gebrannten, bestrahlten, imitierten und anderweitig gefälschten Steinen (siehe dazu auch S. 38ff). Der Steinheilkunde e.V. versucht hier, durch Informationsschriften und Veranstaltungen eine beständige Aufklärungsarbeit zu leisten.

Öffentlichkeitsarbeit

Durch eigene Publikationen und Informationen, durch Vorträge und Veranstaltungen, durch Zusammenarbeit mit der Presse und der Präsenz bei wichtigen Mineralienmessen oder naturheilkundlichen Kongressen engagiert sich der Steinheilkunde e.V. für die Anerkennung der Steinheilkunde als wirksames und seriöses Naturheilverfahren. Dieses Arbeitsfeld nimmt breiten Raum ein und findet in der Öffentlichkeit derzeit großen Zuspruch. So wurde das vom Steinheilkunde e.V. mitgetragene Internationale Symposium der Edelstein-Heilkunde in Gersfeld/Rhön z.B. als »Ereignis mit Pionierfunktion« bewertet (esotera 7/97). Im März 1997 waren erstmals viele namhafte EdelsteinberaterInnen und -therapeutInnen der verschiedensten Richtungen zusammengekommen, um sich vorzustellen und einen Austausch zu beginnen, der in vielen Kontakten auch nach der Veranstaltung gepflegt und vertieft wurde. Ähnlichen Anklang fand die Präsenz des Vereins bei den Mineralientagen München, wo vielerlei Interessenten den Kontakt zu kompetenten Gesprächspartnern suchten und fanden.

Ohne den Steinheilkunde e.V. ist eine moderne, wissenschaftlich und naturheilkundlich anerkannte Steinheilkunde derzeit nicht denkbar. Die isolierte Arbeit Einzelner würde niemals die Breitenwirkung erzielen, die zur allgemeinen Akzeptanz in der Öffentlichkeit notwendig ist. Viele SteinheilkundlerInnen engagieren sich daher für den Verein, der – wie alle Vereine – für tatkräftige und finanzielle Unterstützung stets dankbar ist. – Die Kontaktadresse finden Sie im Anhang.

Die verschiedenen Zweige der Steinheilkunde

Betrachten wir die Verwendung von Steinen zur Hilfe und Heilung als das zentrale Merkmal der gesamten Steinheilkunde, so zeigt sich, daß dieser Stamm verschiedenen Wurzeln entspringt und heute verschiedene Zweige der modernen Steinheilkunde hervorbringt:

Die Wurzeln der Steinheilkunde gründen zum einen im spontanen Erkennen der Heilwirkung eines Steins, jenem einfühlenden Wissen, das nicht nur unseren Vorfahren zu eigen war, sondern auch heute noch von jedermann wiederentdeckt und geschult werden kann.

Zum zweiten gründet die Steinheilkunde in kulturellen, philosophischen und religiösen Überlieferungen vieler Kulturen, in welchen Edelsteine einen ganz bestimmten Symbolgehalt innehaben. Eingewoben in diese Überlieferungen findet sich etliches Wissen über die Natur der Steine, das heute vor allem noch in alchemistischen Traditionen überliefert ist.

Zum dritten bieten die modernen mineralogischen Erkenntnisse zu den Steinen eine große Zahl von Hinweisen, die auch für eine heilkundliche Anwendung von Nutzen sind.

Aus diesen unterschiedlichen Wurzeln genährt, finden sich heute drei wesentliche Zweige der Steinheilkunde, die in der Anwendung allerdings meist in individuellen »Mischungsverhältnissen« praktiziert werden:

Intuitive Steinheilkunde

Die Intuitive Steinheilkunde ermittelt Heilsteine aus dem genannten inneren Gespür heraus, das durch die Schulung der Wahrnehmungsfähigkeit und hellen Sinne intensiviert werden kann. Sie benötigt keine heilkundlichen Systeme, überprüft die unmittelbare Wahrnehmung jedoch an den praktischen Erfahrungen der Vergangenheit und Gegenwart.

Energetische Steinheilkunde

Die Energetische Steinheilkunde verwendet Heilsteine zur Beeinflussung der Meridiane (Energiebahnen), der Chakren (Energiezentren) und der Aura des Menschen. Dazu ist eine genaue Kenntnis dieser Systeme notwendig, die nur in sorgfältigem, praxisnahem Studium erarbeitet werden kann.

Analytische Steinheilkunde

Die Analytische Steinheilkunde wurde bereits erläutert. Sie bezieht sich ausschließlich auf die mineralogischen Eigenschaften eines Steins und den Entsprechungen dazu im menschlichen Dasein. Der passende Heilstein wird hier durch eine sorgfältige Anamnese im persönlichen Gespräch ermittelt.

Was geschieht bei Beratungen und Behandlungen in der Steinheilkunde?

Edelsteinberatung und Edelsteintherapie, beides wesentliche Inhalte der Steinheilkunde, unterscheiden sich grundlegend in ihrem Konzept, ihren Möglichkeiten – und in der juristischen Beschränkung:

Edelsteinberatung

Die Edelsteinberatung ist eine Form der Lebenshilfe, die nicht auf das Heilen von Krankheiten, sondern auf das Lösen von Konflikten, das Verbessern der Lebensumstände sowie die Erweiterung der persönlichen Fähigkeiten ausgerichtet ist. Dabei steht in der Regel das Gespräch im Vordergrund, Steine sind hier nur ergänzende Hilfsmittel.

Als solche können sie in sog. »Szenarien« zur kreativen Erkenntnis der eigenen Situation eingesetzt oder als Lern- und Orientierungshilfe bei der späteren Umsetzung der gewonnenen Erkenntnisse verwendet werden. Auch zur Ergänzung weiterer Beratungssysteme wie z. B. der Astrologie werden Steine in diesem Zusammenhang verwendet.[35] Szenarien sind aus Steinen gelegte Bilder oder Muster, die die Betrachtung des jeweiligen Klienten widerspiegeln. Im Gespräch unterstützen die BeraterInnen durch Fragen dann den Selbsterkenntnisprozeß der KlientInnen, ohne zu bewerten oder Erkenntnisse vorwegzunehmen. Auf diese Weise kann das Szenario als Spiegel der eigenen Situation genutzt werden, der nicht nur den aktuellen Zustand, sondern auch die Wege der Problemlösung und Verbesserung der Situation beinhaltet.

Nicht jede Edelsteinberatung bedient sich des Szenarios, in sehr vielen Fällen jedoch wird diese Möglichkeit genutzt. Die Edelsteinberatung unterliegt als Lebenshilfe derzeit noch keinen speziellen Einschränkungen. Die Edelsteintherapie dagegen ist juristisch ausschließlich ÄrztInnen und HeilpraktikerInnen vorbehalten.

Edelsteintherapie

Wesentliches Merkmal der Edelsteintherapie ist die eigenständige Diagnose und Behandlung körperlicher oder seelischer Erkrankungen mit dem Ziel der Heilung. Dabei erfolgt die Auswahl des richtigen Heilsteins entweder über eine analytische Diagnose nach Symptomatik und Krankheitshintergrund, ggf. verbunden mit einer körperlichen Untersuchung, oder über radiästhetische (strahlenfühlige) und kinesiologische Tests. Dies ist in der

[35] Newerla, *Sterne und Steine*, Im Osterholz Verlag, Ludwigsburg 1995 und Gienger/Newerla, *Heilsteine und Sternzeichen*, Im Osterholz Verlag, Ludwigsburg 1994 (Poster)

individuellen Praxis sehr verschieden und unterliegt keinen einheitlichen Richtlinien. In der Wahl der persönlichen TherapeutInnen oder BeraterInnen sollte daher unbedingt berücksichtigt werden, ob einem das Verfahren zur Ermittlung der Heilsteine einleuchtet und zusagt, da die Zustimmung der KlientInnen zur Vorgehensweise natürlich wichtig für den Behandlungserfolg ist.

Die Therapie erfolgt dann entweder über das Auflegen der ausgewählten Heilsteine auf oder um den Körper, durch Tragen von Steinen über einen längeren Zeitraum, durch regelmäßiges Verweilen in bestimmten Steinkreisen oder durch die Einnahme der bereits erwähnten Edelstein-Essenzen. Auch dynamische Behandlungen mit Quarzkristallen, bei welchen diese in bestimmten Bewegungen über oder um den Körper geführt werden, sind üblich. Darüberhinaus kennt speziell die Hildegard-Medizin noch etliche Anwendungen im Zusammenhang mit Flüssigkeiten, Speisen, Dämpfen etc.[36] Abzuraten ist aufgrund der Giftigkeit mancher Steine auf jeden Fall von allen Anwendungen, bei denen ohne ärztliche Überwachung zur Einnahme pulverisierter Mineralien geraten wird!

Wichtige Hilfsmittel, die bei Edelsteintherapien oftmals verwendet werden, sind die Organuhr der chinesischen Medizin und das Geburtshoroskop der europäischen Astrologie. Beide Systeme ergänzen sich sehr gut: Während die Astrologie eher die langsamen Zyklen unseres Lebens und damit grundlegende Problematiken, Fähigkeiten und Potentiale aufzeigt, stellt die Organuhr den schnelleren Tagesrhythmus dar, der die Leistungskurven unserer inneren Organe steuert. Tag und Stunde des Auftretens bestimmter körperlicher oder psychischer Phänomene können daher ein wichtiger Hinweis für die Wahl des passenden Heilsteins sein.

36 Gienger, *Die Heilsteine der Hildegard von Bingen*, Mosaik Vlg, München 1997

Die Grenzen des Möglichen – oder: Können Steine schaden?

Wenn man von radioaktiven, hochgiftigen oder allergieauslösenden Mineralien und Metallen einmal absieht (derartige Materialien gehören normalerweise nicht ins Heilsteine-Repertoire), können äußerlich angewandte Steine in der Regel nicht unmittelbar schaden. Insbesondere schon aus dem einen Grund, da man Steine im Gegensatz zu anderen »Medikamenten« bei heftigen Reaktionen wieder weglegen kann. Ein indirekter Schaden kann allerdings erfolgen, wenn dieses »Weglegen« nicht erfolgt oder wenn eine falsche Wahl getroffen wurde, der Stein also unwirksam ist und eine zur Heilung notwendige Maßnahme unterbleibt. Doch dies ist kein stein-spezifisches Problem, derartiges kann bei mangelnder Sorgfalt bei jeder Therapie geschehen.

Ansonsten ist bei allen Anwendungen zu beachten, daß Erstverschlimmerungen auftreten können, die jedoch in der Regel nach spätestens ein- bis drei Tagen von einer deutlichen Besserung abgelöst werden. Sollten Beschwerden längere Zeit andauern oder dramatische Ausmaße annehmen, muß schnellstens Kontakt mit dem/der jeweiligen Therapeuten/Therapeutin aufgenommen werden. Ist dieser nicht erreichbar oder vorhanden, kann über den Steinheilkunde e.V. oder die Cairn Elen Lebensschule Kontakt zu einer fachkundigen Person hergestellt werden (Adressen siehe im Anhang). Mit klassischen Heilsteinen wie Amethyst, Bergkristall oder Rosenquarz wurden bisher keine solchen dramatischen Reaktionen festgestellt, viele Mineralien dagegen, die erst in jüngerer Zeit Einzug ins Repertoire der Steinheilkunde fanden, sind dagegen z.T. giftig und bei energetischen Prozessen oft extrem und unausgewogen. Selbstmedikationen sollten daher nur bei ausreichender Kenntnis der Materie vorgenommen werden. Im Zweifelsfall informiert das »Lexikon der Heilsteine« über entsprechende Risikofaktoren.[37]

Darüberhinaus liegen die Grenzen einer steinheilkundlichen Therapie weniger in den Steinen selbst begründet, als vielmehr in der Kompetenz und Fachkenntnis des/der TherapeutIn. Steine sind lediglich Hilfsmittel, der Sinn oder Unsinn ihrer Verwendung entscheidet über Nutzen oder Schaden. Achten Sie daher darauf, ob Sie den Sinn der an Ihnen vollzogenen Anwendungen verstehen und ob es Ihnen im Laufe der Zeit besser geht. Wenn nicht gleichzeitig andere Therapieformen wie Rückführungen, Channeling, Trance, Hypnose oder intensive energetische Arbeit angewandt werden, bleibt das Risiko von Steinbehandlungen überschaubar und kann am persönlichen Erleben gemessen und beurteilt werden.

[37] Gienger, *Lexikon der Heilsteine*, Im Osterholz Verlag., Ludwigsburg 1997

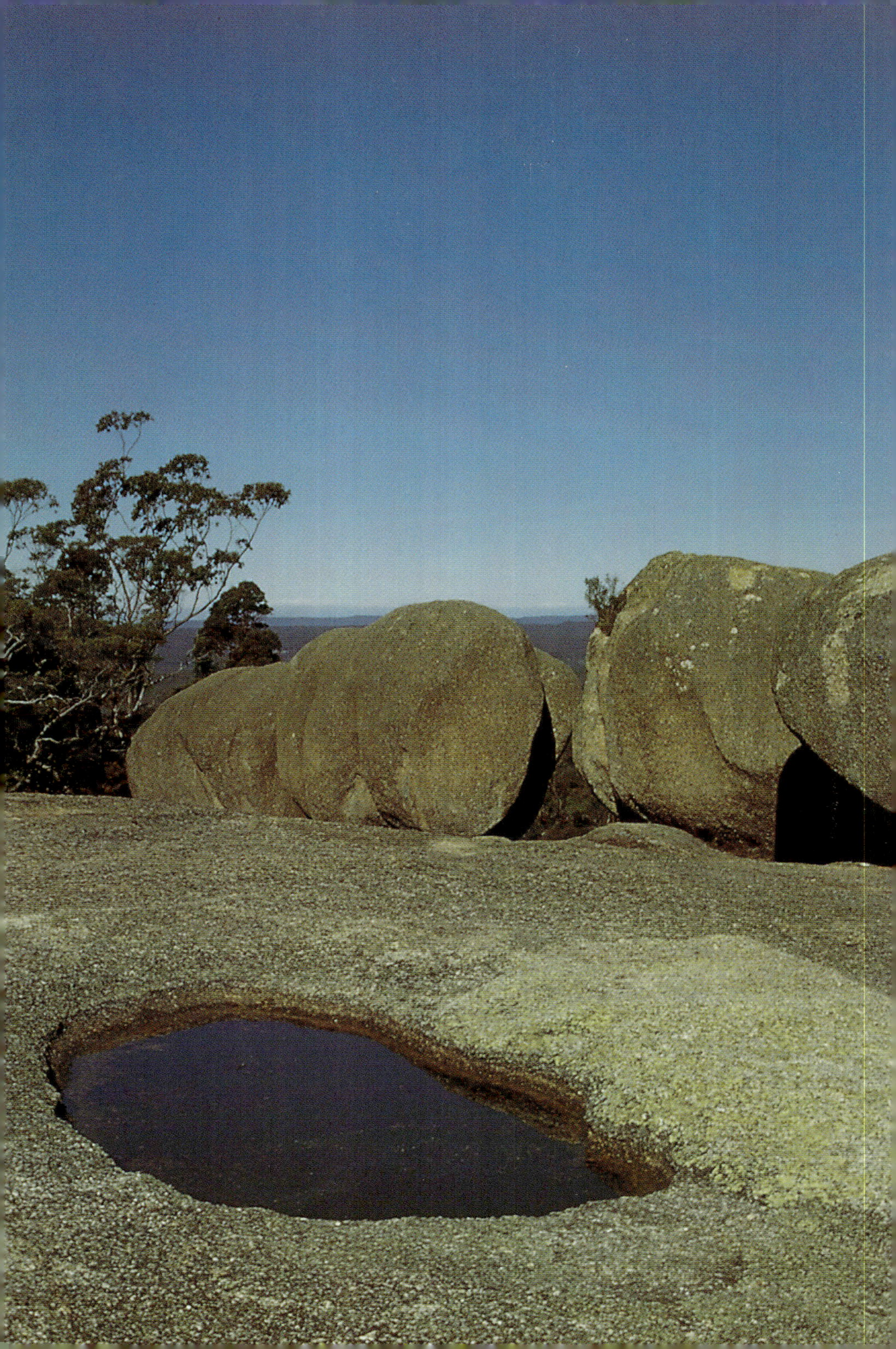

Die Botschaft der Elen

Weit wanderte Elen, bis sie eines Tages den großen Cromlech erreichte, jenen uralten Steinkreis, in welchem sie in Urzeiten schon zu verweilen pflegte. An den flechtenbewachsenen Menhiren schritt sie vorüber, und leicht strichen ihre Fingerspitzen über das rauhe Gestein. Jeder Stein, den sie dabei berührte, schien sogleich zu erwachen, als ströme plötzlich Kraft und Lebendigkeit durch ihn.

Nachdem sie den Kreis einmal umschritten hatte, begann Elen, das alte Lied anzustimmen von den frühen Tagen der Erde, das Lied der Urzeit, in der die Steine noch reden konnten und Pflanzen, Tiere und die Menschen selbst ihren Erzählungen lauschten – den Geschichten der steinernen Wächter und Hüter, die alles sahen und alles bewahrten durch den langen Fluß der Zeit. Eine verborgene Welt schien der Gesang wachzurufen, er entrückte den Ort in eine andere Zeit.

Doch plötzlich brach sie ab. Traurigkeit umfaßte ihr Herz und eine Stimme sprach in ihrem Sinn: »Singe nicht dieses Lied, Elen, und erinnere uns nicht an die goldenen Tage. Die Erde ist alt, und niemand lauscht heute auf unsere Stimme. Tot nennt man uns, taubes Gestein, und allmählich sterben wir unter den Blicken, die nicht seh'n. Rühre nicht an, was fast schon vergessen war – laß uns in Frieden ruhn!«

Als die Stimme geendet hatte, wandte sich Elen gen Westen, dem größten der Steine zu und sprach: »Ich kenne dich, Erleon, und du kennst mich. Einer der ersten warst Du und noch immer bist Du. In Vergessenheit seid ihr geraten und vergessen war auch ich. Doch wiedergekehrt bin ich und Botschaft bringe ich: Die alten Lieder werden wieder gesungen, und die Menschen fragen nach eurem Sinn. Gebt ihnen Antwort, wenn sie euch fragen, und verbergt nicht länger Wissen und Kraft. Schon bald werden sie das Leben in euch erkennen, und die goldenen Tage sind nicht mehr fern!«

Da verschwand der Griff der Traurigkeit von ihrem Herzen, und von neuem hob sie an zum Gesang. Weithin erschallte dieser über das Land, und manch einem, der ihn von Ferne vernahm, dem Rauschen des Windes gleich, war es an diesem Tag, als sähe er die Welt zum ersten Mal.

Wofür werden Heilsteine verwendet?

Heilsteine, also Mineralien und Gesteine mit bekannter und überprüfter Wirkung, sind in ihren Anwendungsmöglichkeiten nicht allein auf körperliche Leiden begenzt. Da zwischen Körper, Seele, Verstand und Geist ein wechselseitiger Zusammenhang besteht, ziehen Veränderungen in unserem Organismus auch Veränderungen im Gefühlsleben, im Denken und Verhalten sowie in unseren geistigen Absichten nach sich. Ebenso ist der umgekehrte Weg denkbar: Eine veränderte geistige Absicht verändert Gedanken, Verhalten und Gefühle und damit letztendlich auch das körperliche Erleben.

Heilsteine wirken nun auf diesen Gesamtzusammenhang ein und entfalten so auf jeder Ebene eine spezifische Wirkung. Auf diese Weise ist die Steinheilkunde eine im wahrsten Sinne des Wortes »ganzheitliche Therapie«. Die durch Heilsteine angesprochenen Bereiche lassen sich wie folgt definieren:

Spirituelle Ebene (Geist):
Wir selbst sind geistige Wesen, »der Geist ist der, der durch unsere Augen sieht und durch unsere Ohren hört«.[38] Insofern ist die spirituelle Ebene identisch mit uns selbst, unseren geistigen Absichten, unserem Willen, unserer Fähigkeit, wahrzunehmen und schöpferisch tätig zu sein.

Seelische Ebene:
Die seelische Ebene entspricht unserer Gefühls- und Bilderwelt, unserem Erinnerungsvermögen und dem Unterbewußtsein. Sie beinhaltet unsere gesamte Erfahrung aus der Vergangenheit sowie alle Automatismen, Verhaltensmuster und gespeicherten Erlebnisse.

Mentale Ebene (Verstand):
Die mentale Ebene entspricht unserem Denken, unserem Wachbewußtsein und damit auch unseren Meinungen, Überzeugungen, Philosophien und Weltanschauungen. Sie beinhaltet die Intelligenz, die Fähigkeit, Dinge zu erfassen und zu verstehen, sowie die Fähigkeit zur verbalen Kommunikation.

Körperliche Ebene:
Mit der körperlichen Ebene ist unser gesamter Organismus angesprochen, alle Zellen, Gewebe und Organe, die Körperflüssigkeiten und die Steuerung durch Gehirn, Nerven und Hormone. Der Körper ist unser Wahrnehmungs- und Handlungsinstrument in der physischen Wirklichkeit.

[38] Zitat Lama Ole Nydahl, Vortrag in Heidelberg, Frühjahr 1996

Da Heilsteine nun alle vier Ebenen gleichermaßen ansprechen, können jedem Gestein, Mineral oder Edelstein spezifische spirituelle, seelische, mentale und körperliche Wirkungen zugeordnet werden. Dazu ein paar Beispiele bekannter und gebräuchlicher Heilsteine:

Achat: Spirituell: Rückzug, Innenschau, Sammlung, Reife.
Seelisch: Schutz, Geborgenheit, Sicherheit, Stabilität.
Mental: Realitätssinn, Logik, einfache Problemlösung.
Körperlich: Für Organe, die aus mehreren Schichten bestehen.

Aquamarin: Spirituell: Geistiges Wachstum, Weitblick, Erfolg.
Seelisch: Leichtigkeit, Gelassenheit, Durchhaltevermögen.
Mental: Klärung von Verwirrung, Ordnung schaffen.
Körperlich: Wachstum, Schilddrüse, Augen, Allergien.

Bernstein: Spirituell: Sanftmut, Selbstbewußtsein, Liebe zur Tradition.
Seelisch: Sorglosigkeit, Glück, Fröhlichkeit, Vertrauen.
Mental: Flexibilität, Kreativität, Abbau von Widerständen.
Körperlich: Magen, Milz, Leber, Gelenke, Zahnen der Kinder.

Fluorit: Spirituell: Freiheit, Selbstbestimmung, Ordnung.
Seelisch: Löst Verhaltensmuster und Verhaftungen.
Mental: Gegen Engstirnigkeit, verbessert Lernfähigkeit.
Körperlich: Haut, Schleimhäute, Atemwege, Gehirn, Nerven.

Mondstein: Spirituell: Medialität, Hellsichtigkeit, Im-Einklang-sein.
Seelisch: Intuition, Gefühlstiefe, verbesserte Wahrnehmung.
Mental: Offenheit, Empfänglichkeit für spontane Impulse.
Körperlich: Hormone, Fruchtbarkeit, Menstruation.

Rosenquarz: Spirituell: Hilfsbereitschaft, Aufgeschlossenheit, Nähe.
Seelisch: Empfindsamkeit, Romantik, Liebesfähigkeit.
Mental: Erfüllung elementarer Bedürfnisse.
Körperlich: Gewebsdurchblutung, Herz, Geschlechtsorgane.

Weitere, ausführliche Darstellungen zur Wirkungsweise von Heilsteinen auf der spirituellen, seelischen, mentalen und körperlichen Ebene finden Sie in dem Buch »Die Steinheilkunde« von Michael Gienger.[39]

[39] Gienger, *Die Steinheilkunde*, Neue Erde Verlag, Saarbrücken 1995

Echt oder falsch?
Das Problem der Qualitätsgarantie bei Heilsteinen

Mit der großen Nachfrage nach Heilsteinen entstand für den Mineralien- und Edelsteinhandel ein Problem: Seit Jahrzehnten gängige Manipulationen zur »Eigenschaftsverbesserung« der Steine wurden vom steinheilkundlich orientierten Kundenkreis plötzlich nicht mehr toleriert. Beim »reinen Schmuckstein« können eindeutig deklarierte Behandlungen durch Färben, Brennen oder Bestrahlen noch hingenommen werden, bei Heilsteinen dagegen sind sie ebensowenig wie Imitationen oder Synthesen akzeptabel. Wie bereits erläutert, bestimmen Entstehung, Struktur und Inhaltsstoffe maßgeblich die Wirkung eines Steins. Jegliche Abweichung führt daher zu veränderten Wirkungen und somit in vielen Fällen zu Enttäuschungen. Da derartige Fehlschläge zwangsläufig die gesamte Steinheilkunde in Verruf bringen, gibt es für EdelsteinberaterInnen und -therapeutInnen bei der Qualität der Heilsteine keinerlei Spielraum für Kompromisse. Ein Stein muß genau das sein, für das er verkauft wird, alles andere gilt als Irreführung. Schließlich würde niemand in der Apotheke ein ungenügend oder falsch deklariertes Medikament kaufen.

Dieses berechtigte Interesse praktizierender EdelsteinberaterInnen und -therapeutInnen stieß im Mineralienhandel bislang auf taube Ohren. Zwar kommt heutzutage kein Händler mehr ohne das steinheilkundliche Klientel aus, doch jeglicher Mehraufwand für eine saubere und ordnungsgemäß deklarierte Ware wird von vielen gescheut. Aus diesem Grund griff die Steinheilkunde nun zur Selbsthilfe: Im Auftrag des Steinheilkunde e.V. erstellte Bernhard Bruder, Diplom-Mineraloge, Gemmologe und Leiter des Instituts für Edelstein Prüfung (EPI), eine Broschüre unter dem Titel »Es ist nicht alles Gold, was glänzt«.[40] Damit wurde die Öffentlichkeit erstmals umfassend über Manipulationen und Fälschungen von Schmuck- und Heilsteinen informiert. Auch im »Lexikon der Heilsteine« von Michael Gienger[41] wurde das Thema aufgegriffen. Das Resultat ließ nicht lange auf sich warten:

Nach einem ersten spontanen Aufbegehren des Handels, Abwehrreaktionen und Verunglimpfungen der Autoren, setzte sich dann doch allmählich die Erkenntnis durch, daß eine sorgfältige Durchführung der gesetzlich längst vorgeschriebenen Deklaration von behandelten und imitierten Steinen den Handel langfristig eher stärkt als schädigt. Insbesondere Fachgeschäfte haben dadurch wieder die Chance, sich gegenüber unqualifizierten Mitbewerbern abzugrenzen.

[40] Bruder/Gienger, *Es ist nicht alles Gold,* was glänzt, Steinheilkunde e.V. 1997

[41] Gienger, *Lexikon der Heilsteine,* Im Osterholz Verlag., Ludwigsburg 1997

Ideal wäre eine »freiwillige Selbstkontrolle« nach dem Vorbild der Naturwaren-Handelsverbände, doch die Umsetzung derartiger Ideen ist nach wie vor schwierig. Es fehlen Verbände, die diese Selbstkontrolle durchführen können sowie das Geld, das zunächst in den Aufbau eines solchen Netzwerks investiert werden müßte. Aus diesem Grund gibt es für MineralienhändlerInnen derzeit nur einen Weg zum sicheren Angebot sauberer Steine: Eine unabhängige Prüfstelle wie z.B. das Institut für Edelsteinprüfung EPI (Adresse siehe im Anhang) zu beauftragen, das eigene Warenlager regelmäßig zu überprüfen. Viele KundInnen mit heilkundlichem Interesse werden diese Sicherheit beim Einkauf ihrer Heilsteine gewiß dankbar annehmen!

Wo diese Sicherheit nicht geboten ist, bleibt beim Kauf von Edelsteinen und Mineralien nur die Chance, sich vorher gut zu informieren. Dazu eignet sich das neue Buch von Bernhard Bruder »Geschönte Steine« am besten.[42] Es bietet neben exakten Beschreibungen erstmalig auch viele Farbabbildungen, die echte und gefälschte Steine in direktem Vergleich zeigen.

Beim Kauf selbst sollten dann vor allem bei »kritischen Steinen« wie z.B. Achat, Citrin, Jade, Karneol, Lapislazuli, Onyx, Rauchquarz, Topas oder Türkis drei Fragen gestellt werden:

Ist der Stein echt? Ist der Stein natürlich? Ist der Stein unbehandelt?

Dabei ist vor allem die dritte Frage von größter Bedeutung! Denn auch gefärbte oder bestrahlte Steine sind »echt« (in Bezug auf ihre chemische Zusammensetzung) und »natürlich« (in Bezug auf ihre Herkunft). Nur wenn alle drei Fragen (Echt? Natürlich? Unbehandelt?) mit »Ja« beantwortet und gegebenenfalls auch auf der Rechnung oder Quittung bestätigt werden, ist der/die HändlerIn seinen/ihren KundInnen gegenüber lebenslang regreßpflichtig, wenn diese das Gegenteil beweisen können.

Nur durch den Druck informierter und fragender KundInnen wird sich im Mineralienmarkt im Laufe der Zeit etwas bewegen. Zur Förderung der Steinheilkunde, wo saubere Steine für eine sichere Anwendung unerläßlich sind, ist es nun an der Zeit, diesen Druck aufzubauen. Alle, die Mineralien und Edelsteine kaufen, können hierzu einen Beitrag leisten.

[42] Bruder, *Geschönte Steine*, Neue Erde Verlag, Saarbrücken 1999

Seriöse Information & Fortbildung: Die Cairn Elen Lebensschule und das Cairn Elen Netzwerk

Auch im Seminar- und Fortbildungsangebot der Steinheilkunde ist die Nachfrage nach seriösen und fundierten Lehrgängen oder Ausbildungen in den letzten Jahren stetig gewachsen. Um der Nachfrage ein adäquates Angebot gegenüberzustellen, wurde 1997 von den EdelsteinberaterInnen Petra Endres, Dagmar Fleck, Michael Gienger, Annette Jakobi und Francoise Schwab die Cairn Elen Lebensschule gegründet. Die Schule befaßt sich mit allen Möglichkeiten der Heilkunst, für die Steine, Gesteine, Mineralien und Edelsteine verwendet werden können. In diesem Rahmen findet wissenschaftlich-analytisches Vorgehen ebenso Platz wie schamanisch-spirituelles Erleben. Das Kursangebot umfaßt drei Stufen:

1. **Wochenendseminare,** in denen ein grundlegendes Verständnis der Steinheilkunde sowie ihrer Möglichkeiten und Grenzen vorgestellt wird.
2. **Lehrgänge,** welche die Anwendung der Steinheilkunde zur persönlichen Gesunderhaltung und – bei heilkundlichen Berufen – als Zweit-Therapie in der Naturheilpraxis ermöglichen.
3. **Die Steinheilkunde-Ausbildung,** die vom gesamten Team der Lebensschule gemeinsam geleitet wird, bietet das gesamte Wissensspektrum, das notwendig ist, um Steine, Gesteine, Mineralien und Edelsteine im Rahmen der persönlichen Möglichkeiten heilkundlich, therapeutisch, beratend oder pädagogisch einzusetzen. Die Ausbildung vermittelt hierfür grundlegende Kenntnisse über Geist, Seele, Verstand und Körper sowie ein umfassendes Wissen über das Wesen und die Wirksamkeit der Steine.

Der Cairn Elen Lebensschule folgte ein Jahr später das Cairn Elen Netzwerk als freier Zusammenschluß von BeraterInnen, HeilpraktikerInnen und TherapeutInnen, die die Steinheilkunde nach Michael Gienger praktizieren. Beide, Lebensschule und Netzwerk, vermitteln in langjähriger Forschung erprobtes Wissen in der Steinheilkunde und verwandten Bereichen. Erfahrung und Praxis sind dabei besonders wichtig, denn nur was selbst erlebt wurde, bleibt dauerhaft, und nur aus unmittelbarer Beobachtung wird neues Wissen erschlossen. In einer Zeit, in der viele Worte viel Verwirrung stiften, liegt den GründerInnen ein kritischer Blick und gesunder Menschenverstand besonders am Herzen.

Aufgrund der Überzeugung, daß jeder Mensch ein uraltes Wissen und viel größere Fähigkeiten in sich trägt, als es ihm in der Regel bewußt ist, besteht der Wunsch, das eigene Wissen zu wecken und auszutauschen sowie die eigenen Fähigkeiten zu beleben und in der Zusammenarbeit mit anderen zu ergänzen. Jeder Mensch wünscht sich im Grunde ein glückliches und harmonisches Leben für sich und seine Umgebung, und dieser Traum kann verwirklicht werden!

Cairn Elen möchte die Liebe zum Leben vermitteln und das Verständnis für das Spiel des Lebens verbessern. Dazu gilt es, geistige Gesetzmäßigkeiten zu erforschen, Überlieferungen zu prüfen und die Essenz des vorhandenen Wissens in einen sinnvollen Zusammenhang zu bringen. Geistige Freiheit zu erlangen, um eine glückliche Existenz für sich und alle Wesen zu schaffen, ist dabei das zentrale Anliegen aller Angebote der Lebensschule und des Netzwerks.

Das Cairn Elen Netzwerk wurde gegründet, um den Zugang zur Steinheilkunde mit regionalen Beratungs- und Fortbildungsangeboten zu erleichtern. Das Netzwerk bietet Beratungen, Vorträge und Seminare zur Steinheilkunde sowie in angeschlossenen Naturheilpraxen auch Edelsteintherapie für hilfesuchende Menschen an. Die Arbeit der einzelnen Netzwerk-Regionen variiert dabei je nach der beruflichen Qualifikation der NetzwerkerInnen, gemeinsame Basis ist jedoch die Steinheilkunde-Ausbildung bei der Cairn Elen Lebensschule. Das Cairn Elen Netzwerk ist derzeit in folgenden Regionen vertreten: Allgäu, Bremen, Frankfurt, Freiburg, Göttingen/Hannover, Heidelberg, Heilbronn, Heilsbronn/Mittelfranken, Baden-Baden/Karlsruhe, Köln, München, Neckar-Odenwald, Neumarkt/Oberpfalz, Nürnberg/Nordbayern, Ortenau, Rems-Murr, Schongau, Schwarzwald, Tübingen, Unterfranken und Westfalen-Lippe.

Der vorliegende Leitfaden zur Steinheilkunde gibt die Überzeugungen der TeilnehmerInnen des Cairn Elen Netzwerks wieder und kann daher als Informationsschrift über die Tätigkeit der Netzwerk-Regionalstellen betrachtet werden. Vertrauen in eine Therapierichtung kann nur entstehen, wenn die wesentlichen Informationen über Hintergründe, Theorie und Praxis offengelegt werden. Dies ist das Ziel der Cairn Elen Lebensschule und des Cairn Elen Netzwerks sowie das Ziel dieses Leitfadens.

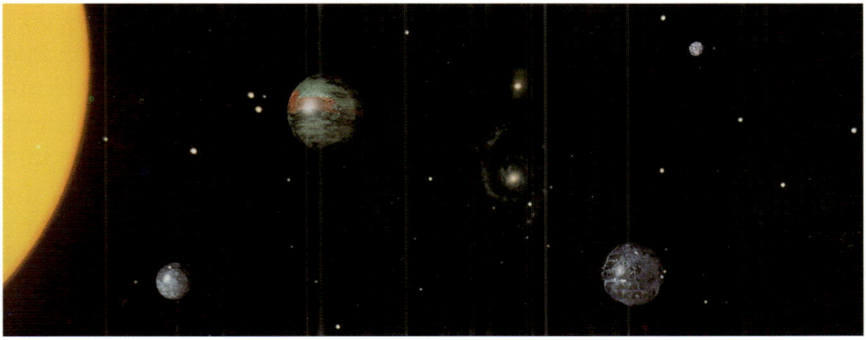

Steine in aller Welt: Geomantie und Mythologische Reisen

Um Steine und ihre Welt wirklich verstehen zu können, muß man sich zu ihnen begeben. Geologische Aufschlüsse, alte Bergwerke, noch fest verwurzelte Felsen, die Gesteinswelten der Gebirge oder Höhlen – solche Orte vermitteln einen ganz anderen, gewaltigen Eindruck von der Kraft der Steine. Die Wurzeln unserer Kultur stehen oft mit bestimmten Orten in Verbindung, an denen Steine – naturgewachsen oder von Menschenhand aufgestellt – eine wichtige Rolle spielen. Als Zeugen der Zeit erinnern sie an die Vergänglichkeit unseres körperlichen Lebens ebenso wie an die Ewigkeit des Geistes. Sie fördern die Erkenntnis dessen, was wirklich wichtig ist und wurden daher schon von alters her zur Besinnung und Entscheidungsfindung aufgesucht.

Auch die Begegnung mit solchen Steinen und Orten gehört daher zur Steinheilkunde und bringt diese in Verbindung mit der Geomantie, der Kunst, »die Erde zu lesen«, und dem mythologischen Reisen, dem Wandern und Reisen als Wallfahrt oder zur spirituellen Erkenntnis.

Geomantie

Geomantie ist die Kunst, die sich auf die uralte Fähigkeit des Menschen bezieht, die unsichtbaren Welten und Wesen eines Ortes wahrzunehmen. Geomantische Praxis erfordert daher in erster Linie eine geschulte Wahrnehmung, regelmäßiges Verweilen und Arbeiten in der Natur und – je nach Aufgabenstellung – das notwendige Wissen aus den verschiedenen Traditionen der Welt. Mit Hilfe der Geomantie gelang es den Menschen zu allen Zeiten, bei ihren Vorhaben die Gesetzmäßigkeiten der Natur zu beachten. Durch den Verlust dieser Betrachtungen in der modernen westlichen Kultur und die daraus resultierenden ökologischen und sozialen Probleme wird gerade heute wieder schmerzhaft deutlich, wie wichtig eine solche spirituelle Wissenschaft tatsächlich ist.

Das Ziel der Geomantie war stets, mit dem Kosmos und der Natur in Einklang zu bleiben und die unsichtbaren Kräfte der Welt mit den menschlichen Vorhaben in Einklang zu bringen. Das betrifft unseren gesamten Lebensraum von der Privatwohnung, dem Garten, der Arbeitsstelle bis zum Dorf, der Stadt und dem Land, in dem wir leben. Die Geomantie bietet die Möglichkeit, unsere ursprüngliche, natürliche Heimat wiederzuentdecken.

Die umseitig genannten Bücher sind eine Möglichkeit, sich der Geomantie von neuem zu nähern oder das eigene Verständnis der Geomantie zu erweitern. Sie bieten Anregungen, können jedoch selbstverständlich das eigene Erleben vor Ort nicht ersetzen. Geomantische Schulungen sind daher in erster Linie lebendige Schulungen: Wissensvermittlungen von Mensch zu Mensch oder auch von Stein zu Mensch, denn das Leben offenbart sich dem Verständnis der Geomantie zufolge in allen Reichen der Natur.

Mythologische Reisen

Mythologische Reisen lassen sich noch weniger beschreiben, da sie eine intensive Art des Reisens sind, bei der vor allem das Erleben der geistigen Welt wichtig ist. Jedes Land und jede Gegend hat ihre eigene Mentalität, ihr eigenes Licht, ihren eigenen Boden und ihren eigenen Himmel. Dies alles begegnet uns, wenn wir das jeweilige Land bewußt und mit wachen Sinnen er-fahren. Mythologische Reisen sind erlebte Geomantie, wo das Land und die Natur Lehrer und Lehrbuch zugleich sind. Sie führen in die Ferne, um in der Begegnung mit dem Unbekannten unsere eigene geistige Entwicklung anzuregen. Und heimgekehrt fällt es uns leichter, die Mythologie, die geistige Welt unseres eigenen Wohn- oder Lebensorts zu entdecken, zu entschlüsseln und durch das Wissen um die Qualitäten unserer Heimat unser Leben zu vertiefen und zu erfüllen.

Die folgende Literatur bietet einen Einblick in das weite Feld der Geomantie. Adressen zu geomantischen Schulungen oder mythologischen Reisen finden Sie im Anhang.

Andreas Lentz
Geomantie & Tiefenökologie
Eine kleine Einführung, ein Leitfaden für dieses Gebiet, der sich als Orientierungshilfe bestens eignet. Sehr schön gestaltet und anregend!
Neue Erde Verlag, 52 Seiten, Paperback

Petra Gehringer
Geomantie – Der Weg zur Ganzheit von Mensch und Erde
Ein breitgefächerter Querschnitt durch das gesamte Gebiet der Geomantie, der die wichtigsten Traditionen der Welt ebenso wie die aktuelle moderne Praxis umfaßt.
Neue Erde Verlag, 400 Seiten, Paperback

Dolores LaChapelle
Weisheit der Erde
Das Grundwerk der Tiefenökologie, das Wege zur Rückverbindung des Menschen mit der Natur und für eine lebenswerte Zukunft auf diesem Planeten aufzeigt.
Neue Erde Verlag, 400 Seiten, Paperback

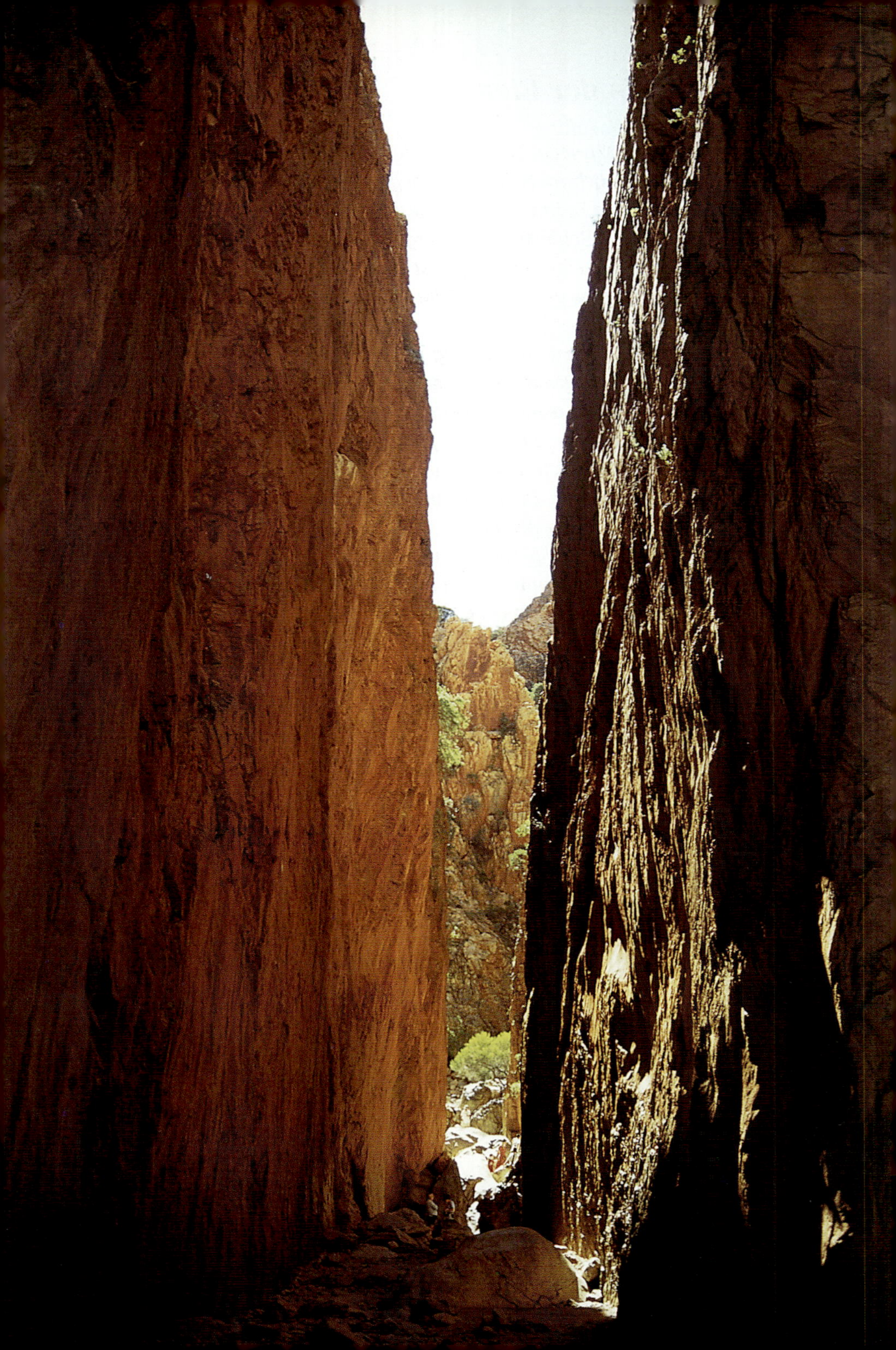

Das Vermächtnis der Elen

Es war im späten Herbst, zu jener Zeit, wenn das Licht der Sonne noch hell, die Hitze des Sommers jedoch im Schwinden begriffen ist, als er Elen begegnete. Der Wanderer kam den Sarn Elen heraufgeschritten, gerade dort, wo sich der Weg durch eine schmale Schlucht in die Berge zwängt. Von hohen Wänden gesäumt liegt daselbst ein riesiger Findling just in der Mitte der Schlucht. Niemand weiß, woher er stammt und auf welche Weise er einst in die Schlucht gelangte.

Auf diesem Stein saß Elen, ruhig den Weg und den Wanderer betrachtend, als ob sie ihn erwartet hätte. Dieser blickte nicht auf, versunken in Gedanken schritt er dahin und erst als er wenige Schritte vor ihr stand, bemerkte er sie. »Ich grüße dich!« sprach Elen ihn an. »Wohin führt dich dein Weg?«

Doch er antwortete nicht gleich, erstaunt war sein Blick, bevor die Entgegnung kam: »Hinauf in die Berge! Doch gegrüßt seist Du, Elen, nicht erwartet habe ich, dich auf diesem Weg zu seh'n!«

»Auch dies ist mein Weg, doch lange Zeit verweilte ich an anderem Ort. Im Frühling kehrte ich wieder, den Sommer zog ich umher, nunmehr muß ich von neuem fort! Doch woher kennst du mich, wer gab dir das Gesicht? Die meisten Menschen erkennen mich nicht!«

»Seit Monaten raunen die Steine von der Rückkehr der Elen. Das wußt' ich wohl, doch nicht die Hoffnung hatte ich, dich selbst auf fernem Wege hier zu seh'n. Jedoch – wer sonst als du steht bei den Steinen, wenn der Tag zuende geht. Doch sage mir nun, was dich hierher zu dieser Stunde hat geführt.«

»Den Winter schlief ich, den Sommer sang ich, ich ließ mein Lied in diesem Land zurück. In den Steinen ruht es, in den Pflanzen wächst es, in den Tieren lebt es, doch es erwacht in euch. Laßt es erklingen, Menschen! Leiht mir eure Stimme! Damit es niemals mehr vergessen wird. Ich bin das Land, das zu euch spricht, denn eurer Hilfe mangelt mir. Wenn ihr mich hört in den Steinen, wenn ihr mich fühlt im Pflanzenleib, wenn ihr mich seht im Lauf der Tiere, dann erst erkennt ihr diese Welt.«

Mit diesen Worten verschwand Elen. Ihr Platz auf dem Stein war leer. Lange noch stand der Wanderer vor den Steinen. Erst als die Dämmerung sich im Dunkel der Nacht verlor, ging er weiter – und begann zu singen.

Im Einklang der Natur: Heilsteine, Düfte, Bachblüten, Homöopathie ...

Steine, Pflanzen, Tiere und Menschen bilden gemeinsam das Reich der Natur. Über die Ernährung stehen alle vier in wechselseitigem Austausch, doch ist dies nicht nur stofflich zu verstehen. Auch zur gegenseitigen »geistigen Ernährung« und zum energetischen Austausch stehen die verschiedenen Welten miteinander in Verbindung. Diese uralte schamanische Betrachtung findet sich noch heute in der einfachen Tatsache bestätigt, daß die Gesteins-, Pflanzen- und Tierwelt gleichermaßen Heilmittel für uns Menschen hervorbringt. Dabei ist jeder Bereich anders und einzigartig – und birgt doch gemeinsame Prinzipien in sich:

So kennt z.B. die Homöopathie bei starkem Kummer gleichermaßen mineralische (Aurum, Natrium muriaticum), pflanzliche (Ignatia, Pulsatilla) oder tierische Arzneimittel (Sepia). Auch in anderen Naturheilverfahren begegnen sich immer wieder ähnliche Prinzipien, so daß es nur eine Frage der Zeit war, wann in der Steinheilkunde erstmals die Korrespondenz mit anderen Therapieformen untersucht würde.

Diese Untersuchungen sind inzwischen in vollem Gange und bereichern und erweitern das Verständnis um die Heilkraft der Steine. So brachte u. a. das Engagement der Hamburger Heilpraktikerin Claudia Cardinal an den Tag, daß die empirisch ermittelten Wirkungsbilder der Heilsteine exakt den Indikationen homöopathischer Aufbereitungen dieser Steine entsprechen. Seit Jahrzehnten schon werden Steine wie Rubin, Saphir, Karneol, Malachit, Rosenquarz u. a. als homöopathische Medikamente angeboten, doch erst jetzt finden die verschiedenen Therapieformen der Steinheilkunde und Homöopathie allmählich zueinander. Wegweisend dabei ist die Therapeutische Mineralogie Claudia Cardinals (Kontaktadresse siehe Anhang).

Den Zusammenhang von Steinen und Aromaölen beschrieb Susanne Fischer-Rizzi in ihrem Buch Poesie der Düfte bereits Ende der 80er Jahre. Obwohl Steine und Düfte auf den ersten Blick kaum gegensätzlicher sein können, sind Steinheilkunde und Aromatherapie doch nahe verwandt: Beides sind Therapieformen, die man als »Informationstherapien« bezeichnen könnte, da in beiden Fällen nicht der Stoff selbst, sondern die energetische/ätherische Information der Stoffe die Heilwirkung verursacht.

Dasselbe gilt für die Verbindung von Bachblüten und Heilsteinen. Auch hier ist die Wirkung durch Information das analoge Element, während sich Blüte und Stein als Prinzipien der Vergänglichkeit und Beständigkeit scheinbar unvereinbar gegenüberstehen. Doch in dieser Unvereinbarkeit

[43] Fischer-Rizzi, *Poesie der Düfte,* Joy Verlag, Sulzberg 1989

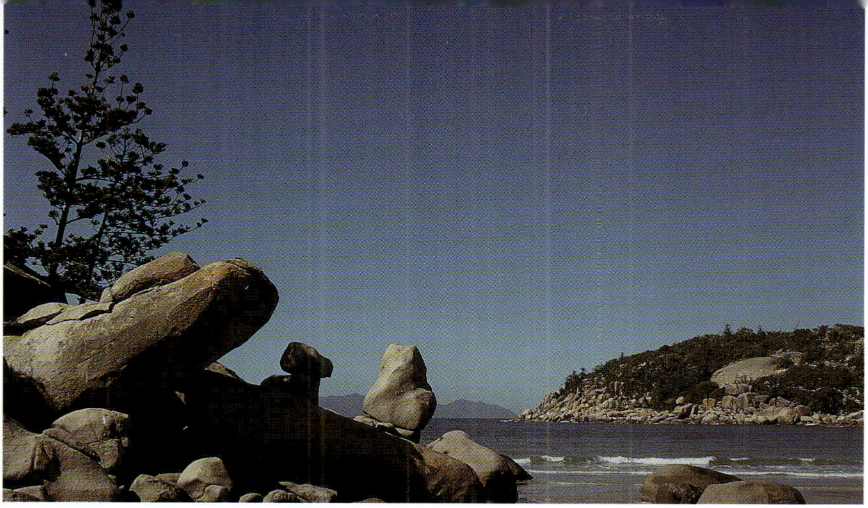

liegt auch die Chance zur Ergänzung. Die Forschungen der Overather Gesundheitsberaterin Luna S. Miesala-Sellin ergaben, daß es tatsächlich Bachblüten und Heilsteine mit entsprechendem Wirkungsbild gibt. Dabei sind die Impulse der Bachblüte schneller wirksam, die Wirkung der Steine dagegen länger andauernd. Durch die Kombination der richtigen Blüte mit dem richtigen Stein verstärkt und stabilisiert sich die Wirkung beider Komponenten gegenseitig. Eine solche kombinierte Bachblüten-Edelsteintherapie wird in Zukunft sicherlich eine wertvolle Neuerung in vielen Naturheilpraxen sein. Im Herbst 1999 wird hierzu das gemeinsame Buch von Luna S. Miesala-Sellin und Michael Gienger erscheinen.

Diese Ergänzungen der Steinheilkunde mit anderen Naturheilverfahren ist für alle Seiten stets fruchtbar und wird auch in Zukunft ein wesentlicher Faktor für die Weiterentwicklung der Steinheilkunde sein. Die in den Arzt- und Naturheilpraxen erworbenen Erfahrungen stellen alle Erkenntnisse und Theorien auf die »endgültige Probe«: Hier erweist sich die tatsächliche Wirksamkeit bei der Heilung von Krankheiten und zur Hilfe bei Lebensproblemen. Daher ist es sehr zu begrüßen, daß die Impulse und Anregungen hier zunehmen und die Verbindung zu anderen Naturreichen auf dieser Ebene wiederhergestellt wird. Hoffen wir, daß sich auch hier der ursprüngliche Einklang der Natur wiederfindet!

[44] Miesala-Sellin/Gienger, *Bachblüten und Heilsteine*, Neue Erde Verlag, Saarbrücken 1999

Zukunftsvision: Die Steinheilkunde als anerkanntes Naturheilverfahren

Die Meinung zu dieser Vision war lange Zeit geteilt: Manche sahen darin die Gefahr, sich ins Netz staatlicher Kontrollen zu verstricken und manipulativen Eingriffen ausgesetzt zu sein, andere dagegen erkannten die Chance, eine breitere Akzeptanz in der Öffentlichkeit und damit neue Möglichkeiten zur Weiterentwicklung der Steinheilkunde zu gewinnen.

Inzwischen wird zunehmend deutlich, daß die Anerkennung der Steinheilkunde als gleichwertiges Naturheilverfahren neben der Homöopathie, Akupunktur, Aromatherapie und anderen langfristig die einzige Überlebenschance dieser »wieder neuen« Therapieform ist.

Im Zuge der europäischen Vereinheitlichung drohen den Naturheilverfahren sinnlose und überflüssige Beschränkungen seitens der EU, gleichzeitig bedrohen nationale Gesetze wie das »Lebensbewältigungshilfe-Gesetz« den Spielraum für freie Hilfeleistung. Hinzu kommt, daß das Gesundheitssystem und namentlich die Pharmaindustrie allmählich die Grenzen der bisherigen Profitmöglichkeiten ausgereizt haben. Noch teurer können Arzneimittel kaum werden, noch mehr Abgaben sind dem Bürger für ein Gesundheitssystem, das immer weniger leistet, nicht mehr zuzumuten. Da wird das Feld der Naturheilkunde zur einzigen Expansionsmöglichkeit. Das bedeutet nicht, daß die Naturheilkunde von den Pharmakonzernen übernommen wird, denn das wäre in vielen Bereichen gar nicht möglich. Expansion in diese Richtung bedeutet schlicht, die Naturheilkunde mit allen Mitteln einzuschränken oder weitgehendst auszurotten, um die Umsätze, die bisher noch in diese Richtung fließen, in die Kassen der großen Pharmaunternehmen und Konzerne umzuleiten.

Sie denken nun vieleicht, das wäre nicht möglich? Ein Anflug von Paranoia beim Blick in die Zukunft? – Leider ist der o.g. Prozeß längst in vollem Gange. Wichtige Heilkräuter wie Borretsch, Beinwell und Huflattich sind aufgrund von äußerst dubiosen Studien (ehemalige Heroinabhängige erkrankt nach Genuß von Huflattichtee an Krebs ...) inzwischen verboten, weitere werden folgen. Im Moment wird daran gearbeitet, die freie Verfügbarkeit von Vitaminen (lebenswichtigen Substanzen, wie der Name schon sagt!) weltweit einzuschränken. Dazu werden von Pharmaunternehmen immer mehr Pflanzensorten genetisch verändert und patentiert, und die ursprüngliche Naturform wird verboten. Wie der Film »Septemberweizen« schon vor etwa zwei Jahrzehnten dokumentierte, ist der Krieg gegen die Grundlagen der Ernährung und Gesundheit längst in vollem Gange!

Was sollen wir da tun? Resignieren? – Auf keinen Fall! Dagegen kämpfen? – Wo möglich, ja! – Aber vor allem eines:

Jede sinnvolle Alternative, jede lebensfreundliche Initiative, jede Form der gesunden Ernährung, Naturheilkunde, ökologischen Lebensweise, jede gegenseitige Hilfe unter Mitmenschen und jede Aktivität, die zu einer wirklichen geistigen Freiheit führt, unterstützen, fördern und verbreiten! Ob es sich dabei um große Organisationen wie Greenpeace oder um kleine Interessengemeinschaften in der Nachbarschaft handelt, wichtig ist, zu handeln und zu unterstützen.

Jeder Mensch wirkt an dem Ort, an dem er steht, lebt und arbeitet. Jeder Mensch kann anderen helfen, kann andere informieren, kann gemeinsam mit anderen Sinnvolles unternehmen. Das ist die Macht, die Veränderung bewirkt, denn der kreativen Macht von Millionen, die Gutes tun und fördern, kann die destruktive Macht- und Profitgier einiger weniger auf Dauer nichts entgegensetzen. Menschlichkeit und Hilfsbereitschaft setzen sich letztendlich doch immer wieder durch.

Für alle, die an der Entwicklung der Steinheilkunde arbeiten oder daran Interesse haben, bedeutet dies, aktiv oder fördernd teilzunehmen. Vereine wie der Steinheilkunde e.V. benötigen Förderer und aktive Mitarbeiter, Informationen zur Steinheilkunde suchen Verteiler, Forschungsgruppen engagierte Teilnehmer. Die moderne Steinheilkunde blickt mit wenigen Ausnahmen (Hildegard von Bingen u.a.) auf eine Tradition zurück, die noch keine zwei Jahrzehnte andauert. Dagegen existiert die Homöopathie schon seit zwei Jahrhunderten und die chinesische Medizin gar seit vier Jahrtausenden.

Doch die kurze Geschichte der Steinheilkunde birgt auch eine große Chance in sich. Neu, vital und lebendig liegt die Zukunft der Steinheilkunde noch vor uns! Lassen wir sie Wirklichkeit werden!

Anhang

Adressen

Seminare, Lehrgänge, Ausbildungen zur Steinheilkunde
Seminare zur Geomantie, Mythologische Reisen:

Cairn Elen Lebensschule
Sekretariat
Unterreithen 15
D-87642 Halblech
Tel und Fax 08368-93131

Beratungen, Therapie, Vorträge und Seminare zur Steinheilkunde u. a.:

Cairn Elen Netzwerk
Koordination
Röhn 7
D-32805 Horn-Bad Meinberg
Tel 05234-880113

Forschung, Öffentlichkeitsarbeit, Verbraucherschutz:

Steinheilkunde e.V., Sitz Stuttgart
Forschungsprojekt Steinheilkunde
Geschäftsstelle
Ludwig-Thoma-Str. 26
D-82178 Puchheim
Tel und Fax 089-89027111

Mineralogisch-gemmologische Edelsteinprüfungen:

Institut für Edelstein Prüfung (EPI)
Riesenwaldstr. 6
D-77797 Ohlsbach
Tel und Fax 07803-600808

Fachfortbildungen für Edelstein- und Mineralienhändler:

Seminarzentrum Im Osterholz
Im Osterholz 1
D-71636 Ludwigsburg
Tel 07141-441255
Fax 07141-441266